系统解剖学
实验教程

主　审：李文生

主　编：谭国鹤　饶利兵　李莎

副主编：吕广明　郭国庆　张本斯　陈旦

编　者：（按姓氏拼音排序）

陈　旦　（中南大学）	栾丽菊　（北京大学）
戴景兴　（南方医科大学）	吕广明　（南通大学）
付　饶　（中山大学）	秦向征　（延边大学）
付元山　（大连医科大学）	饶利兵　（湖南医药学院）
郭国庆　（暨南大学）	邵玉峰　（兰州大学）
郭忠信　（广西医科大学）	谭国鹤　（广西医科大学）
靳建亮　（南京医科大学）	万星光　（湖南医药学院）
孔　丽　（山西医科大学）	谢　巍　（南华大学）
李　莎　（河北医科大学）	张本斯　（大理大学）
李文生　（复旦大学）	张展翅　（河北医科大学）
李　岩　（上海交通大学）	邹智荣　（昆明医科大学）

编写秘书：井学超（广西医科大学）

华中科技大学出版社
http://press.hust.edu.cn
中国·武汉

内 容 简 介

本教材是普通高等学校"十四五"规划医学实验教学示范中心新形态教材。

本教材共有 6 部分 22 个实验,内容包括运动系统、内脏学、脉管系统、感觉器、神经系统、内分泌系统的实验。

本教材中除插入标本实物图外,还增加了数字化教学资源,形成"纸质教材+数字资源"的融合教材。

本教材不仅可供全国高等学校临床医学专业五年制和"5+3"医学生使用,也可供其他学制医学生及教师使用,并可供基础、临床、预防、口腔医学类等专业和继续教育的师生参考和使用。

图书在版编目(CIP)数据

系统解剖学实验教程/谭国鹤,饶利兵,李莎主编.—武汉:华中科技大学出版社,2023.8
ISBN 978-7-5680-9772-7

Ⅰ.①系… Ⅱ.①谭… ②饶… ③李… Ⅲ.①系统解剖学-实验-医学院校-教材 Ⅳ.①R322-33

中国国家版本馆 CIP 数据核字(2023)第 152557 号

系统解剖学实验教程
Xitong Jiepouxue Shiyan Jiaocheng

谭国鹤　饶利兵　李　莎　主编

策划编辑:蔡秀芳
责任编辑:郭逸贤　李　佩
封面设计:廖亚萍
责任校对:朱　霞
责任监印:周治超

出版发行:华中科技大学出版社(中国·武汉)　　电话:(027)81321913
　　　　　武汉市东湖新技术开发区华工科技园　　邮编:430223
录　排:华中科技大学惠友文印中心
印　刷:武汉科源印刷设计有限公司
开　本:889mm×1194mm　1/16
印　张:10.5
字　数:302千字
版　次:2023年8月第1版第1次印刷
定　价:59.80元

普通高等学校"十四五"规划医学实验教学示范中心新形态教材
——编审委员会——

网络增值服务

使用说明

欢迎使用华中科技大学出版社医学资源网 yixue.hustp.com

1 教师使用流程

（1）登录网址：http://yixue.hustp.com （注册时请选择教师用户）

注册 ＞ 登录 ＞ 完善个人信息 ＞ 等待审核

（2）审核通过后，您可以在网站使用以下功能：

下载教学资源　建立课程　管理学生　布置作业　查询学生学习记录等

教师

2 学员使用流程

（建议学员在PC端完成注册、登录、完善个人信息的操作）

（1）PC 端操作步骤

① 登录网址：http://yixue.hustp.com （注册时请选择普通用户）

注册 ＞ 登录 ＞ 完善个人信息

② 查看课程资源：（如有学习码，请在个人中心－学习码验证中先验证，再进行操作）

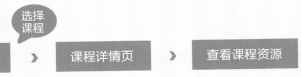

选择课程

首页课程 ＞ 课程详情页 ＞ 查看课程资源

（2）手机端扫码操作步骤

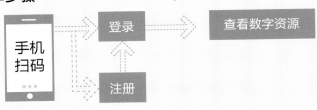

手机扫码　　登录　　查看数字资源

注册

序言

基础实验中融合临床-科研思维
助力高质量医学人才培养

当今世界正经历百年未有之大变局,融合创新成为新时代的主旋律,中国高等教育理应成为融合创新的领航者,而现实是大学发展仍落后于社会的发展。医学本科教育亦是如此,尤其是基础医学教育,而基础医学教育直接关系着基础研究、基础医学拔尖人才的培养以及新医科的成败。

创新性人才的培养不是一蹴而就的,要让学生养成融合创新思维的习惯,而养成该习惯的最佳途径便是将习惯培养贯穿到每一个日常的实验项目中,即在实验过程中将知识、思维和素养无缝融入,这本身也是课程思政的重要内涵。

本系列教材由高等学校国家级实验教学示范中心联席会基础医学组组织全国基础医学教学领域优秀的资深一线教师编写而成。

本系列教材最显著的特点是引导学生在传统实验项目的基础上,基于融合思维(基础与临床和科研相结合),发现影响实验的因素(变量);或者与其他学科(尤其是临床医学类)密切关联,进行设计和实验,从而培养学生的科研素养,使学生能够学以致用。本系列教材设有部分综合性、设计性和创新性实验,在潜移默化中培养学生的科研素养,为其之后的学习、工作奠定基础。

本系列教材适合各类各层次的高校教学使用,各学校可根据本校人才培养定位和学情自行确定教学方案。

本系列教材为普通高等学校"十四五"规划医学实验教学示范中心新形态教材。教材的编写有幸得到兄弟院校各位专家和教授的鼎力支持。本系列教材的付梓凝结着各位编者辛勤的汗水,同时也特别感谢山东数字人科技股份有限公司、郑州国希望教学用品有限公司、成都泰盟软件有限公司的大力支持。

由于时间紧,编者来自全国各高校,书中不妥之处在所难免,恳请使用本系列教材的师生不吝赐教,提出宝贵意见和建议,以便再版时改进,携手打造一套基础实验融合临床-科研思维、符合教学实际的精品教材,为推进我国高质量医学人才培养贡献一份力量。

普通高等学校"十四五"规划医学实验教学
示范中心新形态教材编审委员会

前言

2020年国务院办公厅颁布的《关于加快医学教育创新发展的指导意见》中明确提出，以新理念谋划医学发展、以新定位推进医学教育发展、以新内涵强化医学生培养、以新医科统领医学教育创新，把医学教育摆在关系教育和卫生健康事业优先发展的重要地位。党的二十大报告提出，我们要坚持教育优先发展、科技自立自强、人才引领驱动，加快建设教育强国、科技强国、人才强国。在医学教育、人才培养的过程中，教材建设意义重大，是解决培养什么人、怎样培养人、为谁培养人这一根本问题的重要载体。为此，我们组织编写了普通高等学校"十四五"规划医学实验教学示范中心新形态教材《系统解剖学实验教程》，旨在着力创新教材编写模式，为提高医学人才培养质量做贡献。

本教材以临床-科研岗位胜任力为目标，以实验过程为主线，将知识、能力和素质，以及医学人文思政教育融入教学全过程。全书共有6部分22个实验，除插入标本实物图外，还增加了数字化教学资源，形成"纸质教材＋数字资源"的融合教材。同时，本教材结合教学内容与临床需求，分实验设置在线答题，题型顺应临床执业医师资格考试的需求，可帮助学生更具体形象地理解、认识和掌握人体的重要结构，培养学生分析和解决问题的能力，为后续专业学习和临床实践提供坚实的基础。通过新技术的应用，以扫描二维码的形式查看相应三维立体解剖结构，学生能够更加直观地观察和理解人体各器官的结构、位置、形态及其间的关系，培养学生的实践性思维。在实验内容和临床案例中增加知识拓展，注重科研反哺教学，进而提升学生的创新思维和临床能力等。

本教材编者共22位，来自全国19所院校，所有编者均长期从事人体解剖学教学与科研工作，他们在撰写过程中科学设计内容、规范体例结构；在审稿过程中逐字认真修改，严把质量关；在定稿过程中，进一步打磨，确保其科学性、规范性和实用性。华中科技大学出版社编辑全程参与，认真审读，高质量编排，大家的共同心愿就是努力编写一本高水平、高质量的精品教材。

本教材不仅可供全国高等学校临床医学专业五年制和"5＋3"医学生使用，也可供其他学制医学生及教师使用，并可供基础、临床、预防、口腔医学类等专业和继续教育的师生参考和使用。希望本教材能够有助于推动解剖学科发展，服务于医学教育高质量发展。

尽管编者在编写过程中认真负责、竭尽全力、精益求精，但由于水平有限，疏漏之处在所难免，诚请使用本教材的广大师生不吝赐教，多提宝贵意见，以使本教材日臻完善。在此致谢。

谭国鹤

目录

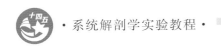

神经系统

内分泌系统

参考文献

·运动系统·

实验一　骨学总论和躯干骨

一、实验目标

（一）知识目标

（1）掌握骨的分类、构造；躯干骨的组成及椎骨的一般形态；胸骨的形态与分布以及胸骨角的临床意义。

（2）熟悉各部椎骨的主要特征；肋骨的一般形态、分布；躯干骨的重要体表标志；第7颈椎棘突、颈动脉结节、骶角、骶管裂孔、颈静脉切迹、胸骨角、肋弓和剑突的位置。

（3）了解骨的化学成分和物理性质；骨的生长和发育；骨的血管、淋巴管和神经的一般分布；骨的表面形态；骨的可塑性。

（二）能力目标

（1）通过对骨性结构名称的学习，培养学生规范使用专业术语的能力。

（2）通过对骨的知识点与骨质疏松、青枝骨折等临床疾病相结合的认识，培养学生的临床思维能力。

（三）素质目标

（1）通过对人体标本的观察、遗体捐献的宣传，培养学生爱护标本、敬畏生命、感恩大体老师的情操。

（2）通过对骨髓知识的学习，培养学生勇于捐献骨髓、献血的大爱精神。

二、实验材料

①完整骨架标本；②各种游离骨标本；③长骨、短骨、扁骨的剖面标本；④带骨膜的新鲜长骨纵剖标本；⑤脱钙骨和煅烧骨；⑥虚拟仿真解剖系统。

三、实验内容

（一）骨的形态分类

1. 长骨　在骨架上或游离长骨中观察并辨认长骨，依据标本描述其形态特点。取纵剖长骨标本观察骨干内的骨髓腔。取新鲜长骨纵切标本观察干骺端及骺线，并思考儿童肢体缩短或成角畸形的原因。

长骨呈管状，分布于四肢，分为"一体两端"。其中"一体"是长骨体，内有空腔为骨髓腔，容纳骨髓。"两端"为骺，是长骨两端的膨大部分，其表面光滑的面为关节面。干骺端是骨干与骺的连接处，幼年时为骺软骨，成年后骨化。骺线是骨干与骺融合后遗留的痕迹。

2. 短骨　在骨架上或游离短骨中观察并辨认短骨，依据短骨的分布及形态，描述其特点及作用。

短骨呈立方形,多成群分布于承受压力较大且运动较灵活的部位,如腕骨和跗骨等。

3. 扁骨 在骨架上或游离扁骨中观察并辨认扁骨,依据扁骨的形态及位置,描述其分布特点及作用。

扁骨呈板状,如顶骨、肋骨、胸骨等,参与构成容纳重要器官的颅腔、胸腔的腔壁,起保护作用。

4. 不规则骨 在骨架上或游离骨中观察并辨认。观察辨认含气骨,描述其特点及作用。

不规则骨形状不规则,功能多样,如椎骨、颞骨等。含气骨属不规则骨,有与外界相通的腔,如上颌骨等,在发音时起共鸣作用,并可减轻骨的重量。

籽骨是位于肌腱内的扁圆形小骨,其作用是在运动中减少摩擦及改变肌肉的牵拉方向,髌骨是人体最大的籽骨。

(二)骨的构造

1. 骨质 包括骨松质和骨密质,取纵剖的骨标本观察骨松质和骨密质的位置及特点,描述两者的区别。观察顶骨的内板、外板和板障,并观察三者的区别。

骨密质分布于骨的表面,致密坚硬;骨松质分布于骨的内部,由许多交织成网的骨小梁构成。

2. 骨膜 取新鲜骨标本,观察骨膜的位置及质地。以临床骨折为例,思考骨膜对骨的重要作用。

骨膜覆于骨的表面(关节面除外),由纤维结缔组织构成,富含血管、神经和淋巴管,对骨的营养、再生和感觉起重要作用。

3. 骨髓 分为红骨髓和黄骨髓,取新鲜骨标本,观察骨髓的位置及形态。以临床白血病为例,思考骨髓的作用。

红骨髓分布于骨松质内,有造血功能,在长骨的骺及椎骨、髂骨内等终身存在红骨髓。黄骨髓分布于长骨的骨髓腔内,为脂肪组织,无造血功能。

 知识拓展

骨髓捐献

骨髓捐献,确切地说是捐献骨髓中的造血干细胞,目前主要的方法是通过注射粒细胞集落刺激因子将骨髓中的造血干细胞大量动员到外周血中,然后采集外周血,通过分离外周血提取造血干细胞。捐献者捐出的造血干细胞只占身体造血干细胞总量的很少一部分,且造血干细胞是可以再生的,一般几周身体就能恢复。造血干细胞移植是治疗白血病、再生障碍性贫血等许多恶性血液疾病的有效手段,捐献造血干细胞将为这些患者点燃生命的希望。我们要积极宣传造血干细胞捐献知识,动员和呼吁全社会奉献爱心。

4. 骨的血管、神经和淋巴管 通过挂图或虚拟仿真软件了解骨的血管、神经和淋巴管的分布情况。

(三)骨的化学成分和物理性质

骨包括有机质和无机质,取脱钙骨和煅烧骨观察分析有机质和无机质的特点。以儿童骨和老年骨的不同特点为例,分析理解有机质和无机质的合适比例。

有机质主要是胶原纤维和黏多糖蛋白,使骨柔韧且富有弹性。无机质主要是碱性磷酸钙,使骨坚硬。两种成分的比例随年龄的不同而不同:儿童时期有机质和无机质的比例约为 1:1,骨的弹性较大,柔软,易变形,不易折断;成年时期有机质和无机质的比例约为 3:7,骨具有较大的硬度和一定的弹性;老年时期无机质占比增大,骨的脆性增加,容易发生骨折。

知识拓展

骨质疏松

　　骨质疏松是一种以骨量减少、骨的微细结构被破坏导致骨脆性和骨折危险性增加为特征的慢性进行性疾病。其三个主要危险因素是长期缺乏运动、激素水平下降以及膳食结构不合理，运动和适当的身体活动可预防骨质流失，有助于治疗骨质疏松。该病多见于老年人，目前我国65岁以上人群中骨质疏松的患病率超过30％，其中女性的患病率超过50％。骨质疏松已成为严重影响老年人健康的第四大慢性疾病，然而人们对骨质疏松的认识还有待提高。因此，我们要积极宣传普及骨质疏松的知识，增加对老年人的关爱。

（四）椎骨

　　1. 椎骨的一般形态　取游离椎骨，观察并辨认"一体一弓一孔七突起。"

　　成年人有24块椎骨，由前方的椎体和后方的椎弓组成。椎体呈短圆柱形，两椎体间借椎间盘相接，椎体与椎弓间的孔为椎孔，各椎孔上下贯通，形成椎管，容纳脊髓。

　　椎弓分为椎弓根和椎弓板。椎弓根是椎弓连接椎体的缩窄部分，其上缘的凹陷称椎上切迹，下缘的凹陷称椎下切迹，上位椎骨的椎下切迹和下位椎骨的椎上切迹围成椎间孔，有脊神经和血管通过。椎弓板是椎弓根后方的板状部分。椎弓上有七个突起：棘突（一个），是椎弓板正中线向后方或后下方伸出的长突起，体表可扪及；横突（一对），是椎弓根与椎弓板连接处向外侧或后外侧伸出的长突起；上关节突（一对），是椎弓根与椎弓板连接处向上伸出的突起；下关节突（一对），是椎弓根与椎弓板连接处向下伸出的突起，与下位椎骨的上关节突构成关节突关节。

　　2. 各部椎骨的主要特征　取游离颈椎、胸椎、腰椎，在标本上分别指出各部椎骨的主要特征。

　　胸椎共12块，其椎体自上而下逐渐增大，椎体横断面呈心形，椎体侧面后部近上、下缘处有上、下肋凹，与肋头相关节。胸椎的棘突较长，向后下方倾斜，上下棘突呈叠瓦状排列；横突末端的前面有横突肋凹，与肋结节相关节；关节突的关节面近冠状位。（第9、10胸椎一般只有上肋凹，无下肋凹；第11、12胸椎各有一个全肋凹，无横突肋凹。）

　　颈椎共7块，椎体较小，其横断面呈椭圆形。第3～7颈椎椎体上面侧缘向上突起，称椎体钩，椎体钩与上位椎体的下面侧缘形成钩椎关节，即Luschka关节，如果椎体钩增生肥大，可致椎间孔狭窄，压迫脊神经，出现颈椎病的症状。颈椎椎孔大，呈三角形。横突上有横突孔。第6颈椎横突末端前面有颈动脉结节，其前方正对颈总动脉，当头部受伤出血时，可将颈总动脉压于颈动脉结节，以临时止血。第2～6颈椎的棘突较短，末端分叉。而第7颈椎（隆椎）棘突特别长，末端不分叉，体表易扪及，临床上常作为计数椎骨序数的标志（图1-1）。

椎骨整体观

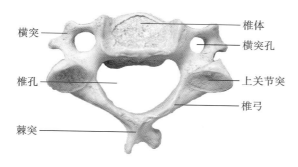

横突　　椎体　　横突孔　　椎孔　　上关节突　　椎弓　　棘突

图1-1　颈椎（上面观）

Note

　　第 1 颈椎(寰椎),呈环形,无椎体、棘突和关节突,由两侧块和前、后弓组成。侧块位于两侧,其上面各有一个椭圆形的上关节面,与枕髁相关节;下面为圆形的下关节面,与第 2 颈椎的上关节面相关节。前弓短,后面有齿突凹,与第 2 颈椎的齿突相关节。后弓长,上面有横行的椎动脉沟,有椎动脉通过(图 1-2)。

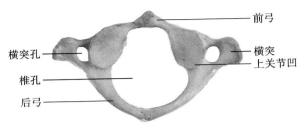

图 1-2　寰椎(上面观)

　　第 2 颈椎(枢椎),其椎体上有一齿突,与寰椎的齿突凹相关节(图 1-3)。

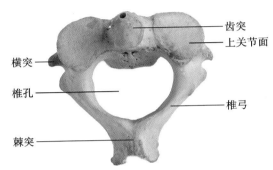

图 1-3　枢椎(上面观)

　　腰椎共 5 块。椎体大,其横断面呈肾形。椎孔大,呈三角形。棘突较短,呈板状,水平伸向后。关节突的关节面近矢状位(图 1-4)。

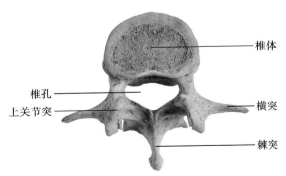

图 1-4　腰椎(上面观)

　　3.骶骨　取游离骶骨,观察骶骨的形态结构,观察骶角、骶管裂孔的位置并思考其临床意义。

　　成年骶骨由 5 块骶椎融合而成,呈三角形。岬是骶骨上缘中份向前的隆突。骶骨前面凹陷,较光滑,有 4 对骶前孔;背面粗糙隆突,有 4 对骶后孔。骶管由骶椎的椎孔连接而成,上接椎管,下口因第 4~5 骶椎的椎弓板缺如而形成骶管裂孔,其两侧为骶角,可在体表扪及。

　　4.尾骨　在骨架或游离尾骨上,观察尾骨的位置和形态。尾骨由 3~4 块退化的尾椎融合而成。

（五）胸骨

1. 胸骨的分部　取游离胸骨,观察胸骨的分部及各部的形态结构。

胸骨共 1 块,分为胸骨柄、胸骨体和剑突三部分。

胸骨柄上缘可触及颈静脉切迹,颈静脉切迹的外侧凹陷为锁切迹,与锁骨相关节。胸骨柄的两侧缘的凹陷为第 1 肋切迹,接第 1 肋。

胸骨体为长方形骨板,其外侧缘有第 2～7 肋切迹,接第 2～7 肋软骨。

剑突扁而薄,上接胸骨体,下端游离,形状多变。

2. 胸骨角　观察胸骨角的位置,并在活体上触摸。分析胸骨角的临床意义。

胸骨角为胸骨柄与胸骨体连接处微向前的横形突起,在体表可扪及,其两侧为第 2 肋切迹,接第 2 肋软骨。

（六）肋

肋共 12 对,由肋骨和肋软骨两部分组成。

1. 肋骨的一般形态　在游离肋骨上观察肋骨的一般形态,辨认肋头、肋颈、肋角、肋结节、肋体及肋沟,并分析这些结构的意义。

肋骨为弓形带状扁骨,分前、后端和一体。后端稍膨大部分为肋头,与胸椎椎体的肋凹相关节;肋头外侧稍细部分为肋颈;肋颈与肋体交界处后面的突起为肋结节,与胸椎的横突肋凹相关节;肋结节与前端之间的部分为肋体,分内、外面和上、下缘,上缘较钝,下缘锐利,内侧面近下缘处有肋沟,其内走行有肋间神经、血管。近肋结节的肋体明显转弯处为肋角(图 1-5)。

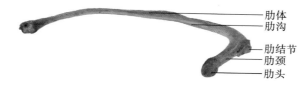

　　　　　　　肋体
　　　　　　　肋沟

　　　　　　　肋结节
　　　　　　　肋颈
　　　　　　　肋头

图 1-5　肋骨

2. 特殊肋骨

（1）第 1 肋:取第 1 肋,观察其形态结构。

第 1 肋最短且曲度最大,无肋角和肋沟,分上下面和内外缘。上面近内缘处有一斜角肌结节,结节前方有锁骨下静脉沟,后方有锁骨下动脉沟。

（2）第 11、12 肋:在骨架上观察第 11、12 肋的位置及形态。

第 11、12 肋短小,曲度不大,无肋结节、肋颈和肋角,前端细小,所接肋软骨的尖端游离,故称浮肋。

（七）躯干骨的重要体表标志

在活体上找出第 7 颈椎棘突、颈动脉结节、骶角、颈静脉切迹、胸骨角、肋弓和剑突等骨性标志,并分析这些骨性标志的临床意义。

四、结构辨认

图 1-6 为胸椎的侧面观,请根据所学解剖学知识,写出图中序号的名称。

五、解剖绘图

请根据所学解剖学知识,绘制胸骨前面观图,图中应包含并标出胸骨的分部、颈静脉切迹、胸骨角、第 2 肋切迹。

结构辨认

参考答案

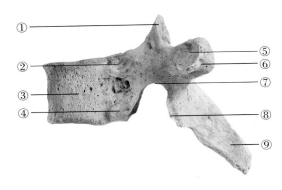

图 1-6　胸椎(侧面观)

六、临床案例

患儿,男,8 岁,因左手腕部被夹伤入院。X 线检查示左侧桡骨远端骨皮质不连续,稍内陷。诊断意见:左侧桡骨远端青枝骨折。

 解剖学分析

1. 何为青枝骨折?
2. 试分析为何幼儿的骨易变形而不易断裂。

在线答题

(广西医科大学　谭国鹤)

实验二 颅骨和附肢骨

一、实验目标

(一)知识目标

(1)掌握颅的组成和分部,脑颅与面颅诸骨的名称、位置,颅底内面观,颅前、中、后窝的边界和重要结构,翼点的位置及临床意义;上肢骨的组成,肩胛骨、肱骨、桡骨、尺骨的形态和结构;下肢骨的组成,髋骨、股骨、胫骨、腓骨、髌骨的形态和结构;颅骨、上肢骨和下肢骨的主要骨性标志。

(2)熟悉鼻腔的构成,鼻旁窦的位置和开口,骨性眼眶、眶上切迹、眶下孔;腕骨的名称、位置及其排列,掌骨和指骨的名称、位置;跗骨的名称、位置及其排列,距骨、趾骨的名称、位置。

(3)了解颅的上面观、侧面观、前面观、颅底外面观和颅底内面观,新生儿颅的特征。

(二)能力目标

(1)通过对颅骨和附肢骨的学习,培养学生认真观察、仔细辨别的能力,理解器官形态结构和功能相适应的能力。

(2)结合颅骨、附肢骨对应的相关临床疾病表现,培养学生临床思维能力和对疾病的认知能力。

(三)素质目标

(1)通过颅的整体观,培养学生在学习过程中的系统观念,提升整体把握事物内在本质规律的能力。

(2)通过成人颅与新生儿颅的比较学习,培养学生运用发展的观点和联系的观点认识人体结构。

二、实验材料

①全身骨骼标本,完整颅骨、颅底标本,完整手骨和足骨标本;②游离的颅骨、上肢骨、下肢骨标本;③新生儿的颅骨标本及模型;④虚拟仿真解剖系统。

三、实验内容

(一)颅骨

观察颅的整体和部分游离颅骨,进行辨认。

1.脑颅骨　共 8 块。不成对:额骨、筛骨、蝶骨、枕骨;成对:颞骨、顶骨。

(1)额骨:构成颅的前部,分为三部分:额鳞、眶部和鼻部,其中额鳞内有左、右额窦。

(2)筛骨:位于颅前窝底壁的中央,左、右眼眶之间,构成颅前窝的底和鼻腔的顶,在冠状面上呈"巾"字形,分为三部分:筛板、垂直板和筛骨迷路,其中筛骨迷路内有多数含气小腔即筛窦;迷路的内侧面有两个弯曲的骨片即上鼻甲和中鼻甲。

（3）蝶骨：位于颅底中央，形如蝴蝶。分体、小翼、大翼和翼突。此骨有视神经管、眶上裂、圆孔、卵圆孔、棘孔和翼管。

（4）枕骨：位于颅后窝，前下部有枕骨大孔，两侧的下方有椭圆形的关节面称枕髁。

（5）颞骨：成对，位于颅的侧部和颅底，介于蝶骨和枕骨之间，以外耳门为中心分为三部分：鳞部、鼓部和岩部。

（6）顶骨：居颅顶中部，左右各一，四边形，外隆内凹。

2.面颅骨 共15块，成对的有上颌骨、腭骨、颧骨、鼻骨、泪骨及下鼻甲，不成对的有犁骨、下颌骨及舌骨。

（1）上颌骨：位于面颅骨的中部，可分为一体四突：上颌体、牙槽突、腭突、额突、颧突。

（2）下颌骨：不成对，呈两端翘起的马蹄铁形，分为下颌支和下颌体（图2-1）。

（3）舌骨：分体和大、小角。

（4）腭骨：呈"L"形，分垂直板和水平板。

（5）鼻骨：长条形小骨片，构成鼻背。

（6）泪骨：方形小骨片，位于眶内侧壁。

（7）犁骨：构成鼻中隔后下份。

（8）下鼻甲：构成下鼻甲的骨性部分。

（9）颧骨：位于眶的外下方，呈菱形，形成面颊的骨性突起。

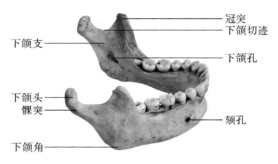

图 2-1 下颌骨（侧面观）

3.颅的整体观 通过完整颅骨标本和完整颅骨切开标本观察颅的整体，同时在标本和模型上辨认出每一块颅骨（名称和位置）。

（1）颅上面观：颅的上面称颅盖。有3条缝，即位于额骨与两侧顶骨的冠状缝，两顶骨之间的矢状缝以及两侧顶骨与枕骨之间的人字缝。

颅的整体观

（2）颅侧面观：由额骨、蝶骨、顶骨、颞骨及枕骨构成。侧面中部有外耳门，外耳门后下方的突起即乳突。在颞窝内由额骨、顶骨、颞骨和蝶骨4骨交界所构成的翼点处骨质较薄，其内面有脑膜中动脉前支通过（常有血管沟）。颞窝下方的窝称为颞下窝，窝内有三角形裂隙，其深部称为翼腭窝。此窝向外通颞下窝，向前借眶下裂通眶，向内借蝶腭孔通鼻腔，向后借圆孔通颅中窝，借翼管通颅底外面，向下经腭大孔通口腔。

（3）颅前面观：前面可见一对容纳眼球的眶和位于其间的骨性鼻腔，下方为由上颌骨、下颌骨围成的骨性口腔。

眶分为底、尖和四壁，眶尖部有视神经管，眶下壁有眶下沟、眶下管、眶下孔。

骨性鼻腔为不规则的空腔，上至颅底，下达硬腭，向前借梨状孔开口于面部，向后以鼻后孔通到咽部，以鼻中隔分隔成左、右两半。外侧壁有向下突出的3个骨片，自上而下分别称为上鼻甲、中鼻甲、下鼻甲。各鼻甲下方的间隙，分别称为上鼻道、中鼻道和下鼻道。鼻腔周围有4对鼻旁窦，分别开口于鼻腔。其中额窦、上颌窦、筛窦前中群开口于中鼻道，筛窦后群开口于上鼻道，蝶窦开口于蝶筛隐窝。鼻泪管开口于下鼻道。

（4）颅底外面观：颅底外面前部由上颌骨腭突和腭骨水平板围成的部分称为骨腭，中部是蝶骨的翼突，后部正中有一大孔，称为枕骨大孔，其前外方分别有破裂孔、颈静脉孔、颈动脉管外口等结构。

（5）颅底内面观：由前向后分 3 个窝（图 2-2）。

①颅前窝：由额骨眶部、筛骨的筛板和蝶骨小翼构成。正中线上由前向后有额嵴、盲孔、鸡冠等结构。筛板上有筛孔通鼻腔。

②颅中窝：由蝶骨体和大翼、颞骨岩部等构成。中央是蝶骨体，上面有垂体窝，窝前外侧有视神经管。垂体窝和鞍背统称蝶鞍。其两侧由前向后依次有眶上裂、圆孔、卵圆孔和棘孔等。

③颅后窝：由枕骨和颞骨岩部后上面等构成。窝中央有枕骨大孔，还有枕内隆起、横窦沟、乙状窦沟和舌下神经管等结构。

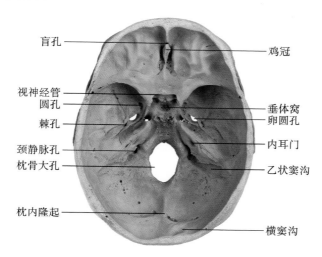

图 2-2　颅底（内面观）

4. 新生儿颅的特征　新生儿由于脑和感觉器官发育早，故脑颅远大于面颅。额结节、顶结节和枕鳞都是骨化中心，发育明显，新生儿颅顶呈五角形。颅顶各骨尚未完全发育，骨与骨的间隙充满纤维组织，间隙的膜较大称为颅囟，主要有前囟和后囟。前囟在 1～2 岁闭合。新生儿面颅中的上、下颌骨不发达，鼻旁窦未发育，眉弓、乳突不明显，故新生儿面颅短，口鼻较小。

　知识拓展

人类颅骨的演化

在人类进化的过程中，颅骨发生了以下显著的变化：面颅长，吻部消失（牙齿、下颌骨退化），眉弓减退，脑颅发达（额骨、顶骨、枕骨突出），使得脑容量增大。新生儿表现得更明显。

在"南方古猿→能人→直立人→智人（现代人）"的进化过程中，人类从以口为主体进化为以脑为主体。颅骨在演化过程中还存在性别差异，总体表现：男性颅腔大、颅骨厚、面部狭长、眉弓显著、眼眶低、枕外隆凸发达、下牙槽窄，下颌角＜120°。我国考古学家裴文中于 1929 年在北京周口店发现北京猿人头盖骨，轰动了世界。

（二）附肢骨

附肢骨包括上肢骨和下肢骨。

1. 上肢骨　上肢骨包括上肢带骨和自由上肢骨。上肢带骨：肩胛骨和锁骨；自由上肢骨：肱骨、尺骨、桡骨、手骨（腕骨、掌骨和指骨）。观察各个上肢骨及其结构。

（1）锁骨：位于胸廓前上方，呈"～"形，内侧端粗大为胸骨端，由关节面与胸骨柄两侧构成胸锁关节。外侧端扁平为肩峰端，与肩胛骨的肩峰相关节。锁骨中、外 1/3 交界处易发生骨折。

（2）肩胛骨：位于胸廓后外侧的上份，是三角形的扁骨，可分为 3 个缘、3 个角和前、后 2 个面。上缘短而薄，外侧有喙突。外侧缘肥厚，内侧缘薄而长。外侧角有关节盂，上角平对第 2 肋，下角平对第 7 肋或第 7 肋间隙。前面为肩胛下窝，后面有肩胛冈和肩峰（图 2-3）。

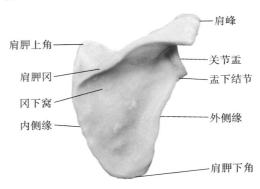

图 2-3　肩胛骨（后面观）

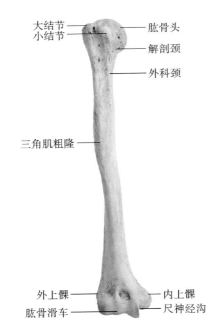

图 2-4　肱骨（前面观）

（3）肱骨：分为一体两端。上端有呈半球形的肱骨头，与肩胛骨的关节盂相关节。肱骨头周围的环形浅沟，称解剖颈。颈的外侧和前方有隆起的大结节和小结节，大、小结节之间有结节间沟。上端与体交界处较细为外科颈，肱骨体中份外侧面有一粗糙隆起称三角肌粗隆，为三角肌附着处。在粗隆的后内侧有一条斜行浅沟，称桡神经沟，有同名神经经过，肱骨中部骨折可能伤及桡神经。肱骨下端外侧有一半球形肱骨小头，与桡骨头上面的关节面构成肱桡关节。内侧部为形如滑车状的肱骨滑车，与尺骨滑车切迹构成肱尺关节。滑车的后上方有一深窝，称鹰嘴窝。小头的外侧和滑车内侧各有一突起，分别称为外上髁和内上髁。内上髁的后下方有尺神经沟，内上髁骨折或肘关节脱位时，可能伤及沟内的尺神经（图 2-4）。

（4）桡骨：位于前臂的外侧，上端稍膨大，称为桡骨头，上面的关节凹与肱骨小头形成肱桡关节。头的周围为环状关节面，与尺骨桡切迹形成桡尺近侧关节。头下方稍细，称为桡骨颈。颈的内下侧有突起的桡骨粗隆。桡骨下端粗大，外侧有突向下的锥形突起，称桡骨茎突。下端的内侧面有与尺骨头相关节的尺切迹，下面有腕关节面与腕骨形成的桡腕关节。

（5）尺骨：位于前臂的内侧，上端的前面有一大的凹陷关节面，称滑车切迹，与肱骨滑车相关节。切迹的上、下方各有一突起，上方大者称鹰嘴，下方小者称冠突。冠突的外侧面有桡切迹，与桡骨头相关节。尺骨下端称为尺骨头，其后内侧向下的突起称为尺骨茎突。

（6）手骨：分为腕骨、掌骨和指骨。

①腕骨：由 8 块小的短骨组成，它们排列成远、近侧两列，每列有 4 块。由桡侧向尺侧，近侧列依次为手舟骨、月骨、三角骨和豌豆骨；远侧列依次为大多角骨、小多角骨、头状骨和钩骨。手舟骨、月骨和三角骨近端共同形成一椭圆形的关节面，与桡骨的腕关节面及尺骨下端的关节盘构成

桡腕关节。所有腕骨在掌面形成一条凹陷的腕骨沟。

②掌骨：有5块，由桡侧向尺侧依次为第1、2、3、4、5掌骨。掌骨分一体两端，近侧端为底，远侧端为头，底与头之间的部分为体。

③指骨：共14节，除拇指仅有2节外，其余4指均有3节，由近端向远端依次为近节指骨、中节指骨和远节指骨。指骨的近端称底，中间部为体，远端为滑车。

2. 下肢骨　下肢骨包括下肢带骨和自由下肢骨。下肢带骨：髋骨；自由下肢骨：股骨、髌骨、胫骨、腓骨、足骨（跗骨、跖骨和趾骨）。观察各个下肢骨及其结构。

（1）髋骨：不规则骨，由髂骨、坐骨和耻骨愈合而成，愈合处的外侧面形成深陷的髋臼。

髂骨位于髋骨的后上部，分体和翼两部分。髂骨翼内侧面称髂窝，髂窝的后下方有一斜行隆起线，称弓状线，其后上方有耳状面，与骶骨的耳状面相关节。髂骨翼上缘称髂嵴，其前端为髂前上棘，其后端为髂后上棘，髂前上棘向后5～7 cm处向外突起的部分，称髂结节。

坐骨位于髋骨后下部，分体和支两部分。坐骨体下份后部肥厚粗糙，称坐骨结节。坐骨体后缘有坐骨棘，其上、下方分别有坐骨大、小切迹。

耻骨位于髋骨前下部，分体和上、下两支。上支的上缘锐薄，称耻骨梳，向前止于耻骨结节。耻骨上、下支的内侧，有椭圆形的耻骨联合面。

（2）股骨：全身最长最粗的长骨。上端有球形的股骨头，与髋臼相关节，股骨头的外下方较细部分为股骨颈，股骨体与股骨颈交界处有两个隆起，上外侧较大为大转子，下内侧较小为小转子。大、小转子之间，在后方有隆起的转子间嵴，在前面以转子间线相连。股骨体后面有纵行的骨嵴，称粗线，此线上端分叉，向外上延伸为臀肌粗隆。下端有两个向下后的膨大，分别称为内侧髁和外侧髁。两髁侧面最突起处，分别为内上髁和外上髁（图2-5）。

（3）髌骨：位于股骨下端的前面、股四头肌肌腱内，上宽下尖，前面粗糙，后面为光滑的关节面，与股骨髌面形成关节。髌骨可在体表摸到。

（4）胫骨：位于小腿内侧，上端膨大，向两侧突出，形成内侧髁和外侧髁。两髁之间有向上的隆起，称为髁间隆起，为前、后交叉韧带的附着处。胫骨上端与胫骨体移行处的前面有粗糙的隆起，称为胫骨粗隆，是股四头肌肌腱的附着处。胫骨体呈三棱形，其前缘和内侧面在体表可摸到。下端内侧面向下突出称为内踝。

（5）腓骨：位于小腿外侧，细而长，上端略膨大，称为腓骨头，腓骨头下方变细，称为腓骨颈，下端膨大称为外踝。腓骨头浅居皮下，是重要的骨性标志。

（6）足骨：可分为跗骨、跖骨及趾骨。

①跗骨：共7块，排成前、中、后3列，后列为跟骨和距骨，跟骨后部粗糙隆起称跟骨结节。距骨上面有前宽后窄的距骨滑车，与胫骨、腓骨下端相关节。中列为足舟骨。前列为内侧楔骨、中间楔骨、外侧楔骨和骰骨。

②跖骨：共5块，由内侧向外侧依次为第1、2、3、4、5跖骨。其后端为底，中间为体，前端为头。

③趾骨：共14节。

（三）颅骨和附肢骨的重要骨性标志

在活体上触摸下列骨性标志，并思考其实际意义。

1. 颅骨的骨性标志　枕外隆凸、乳突、颧弓、下颌角、外耳门、下颌骨髁突、眉弓。

手骨

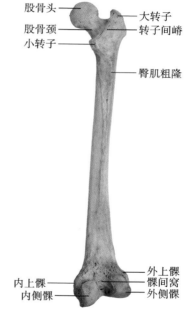

图 2-5　股骨（后面观）

股骨头
大转子
股骨颈
转子间嵴
小转子
臀肌粗隆
外上髁
内上髁
髁间窝
内侧髁
外侧髁

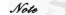
Note

2.附肢骨的骨性标志　锁骨,肩峰,肩胛下角,肱骨内、外上髁,鹰嘴,桡骨茎突,尺骨茎突,髂嵴,髂前上棘、髂后上棘,股骨大转子,坐骨结节,腓骨头,胫骨粗隆,内踝,外踝。

四、结构辨认

请根据所学解剖学知识,写出图 2-6 中序号的名称。

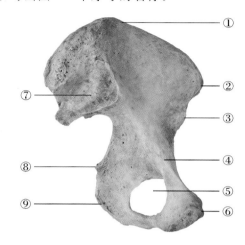

图 2-6　髋骨(内侧面观)

五、解剖绘图

观察肱骨和股骨的外形,绘出肱骨上端和股骨上端,并标出主要的结构和名称。

六、临床案例

患儿,11 岁,因摔倒导致右侧肘关节疼痛入院。查体:右侧肘关节处向后突出,肿胀,有压痛,半屈肘位畸形。检查有骨摩擦音,反常活动,可触及骨折端,肘后三角正常。诊断:肱骨髁上骨折。

 解剖学分析

1.肘关节由哪些骨构成? 包括哪几个关节?

2.肱骨髁上骨折时需要注意哪些神经和血管受损?

3.分析肱骨髁上骨折和肘关节脱位的不同。

在线答题

(湖南医药学院　饶利兵)

实验三　关节学

一、实验目标

（一）知识目标

（1）掌握关节的基本构造、辅助结构、运动和分类；躯干骨的连结；颞下颌关节的构成、结构特点和运动；肩关节、肘关节、髋关节和膝关节的连结。

（2）熟悉脊柱和胸廓的整体观及其运动；颅骨的直接连结；腕关节、踝关节和骨盆的连结。

（3）了解关节的血管、淋巴管和神经的一般分布；其他四肢骨的连结。

（二）能力目标

（1）通过对关节运动形式的学习，培养学生规范使用方位术语的能力。

（2）通过对人体关节学知识点的学习，结合常见关节疾病进行分析，培养学生的临床思维能力。

（三）素质目标

（1）通过对不同关节灵活性和稳固性的比较，培养学生看待事物的辩证思维。

（2）通过介绍 3D 技术、医学机器人等技术在关节相关疾病中的应用，培养学生的科研意识和创新精神。

二、实验材料

①成人和婴儿的整颅标本、髋骨、骶骨；②颅正中矢状面标本；③颞下颌关节标本；④椎骨间连结标本（完整的脊柱标本、正中矢状面标本、经两侧椎弓根的冠状面标本）；⑤肋椎关节及胸肋关节标本；⑥上肢各关节（胸锁关节、肩锁关节、肩关节、肘关节、前臂骨的连结、手关节）的完整和分离的标本；⑦下肢各关节（骶髂关节、耻骨联合、髋关节、膝关节、小腿骨的连结、足关节）的完整和分离的标本；⑧完整骨架标本；⑨虚拟仿真解剖系统。

三、实验内容

（一）直接连结

1. 纤维连结　可分为缝和韧带连结两种类型，在成人和婴儿颅骨的整体标本上观察并辨认缝，缝可骨化，形成骨性结合；在椎骨连结的椎弓根冠状面标本或前臂骨间膜标本上观察并辨认韧带连结。

2. 软骨连结　可分为透明软骨结合和纤维软骨结合两种类型，在第 1 胸肋关节上观察透明软骨结合；通过椎间盘和耻骨联合认识纤维软骨结合，纤维软骨终身不骨化。

3. 骨性结合　观察髋骨、骶骨标本，认识骨性结合，连结两骨的骨组织，一般由纤维结缔组织或透明软骨骨化而成。

（二）间接连结（关节）

1. 关节的基本结构

（1）关节面：相邻两骨的接触面，通过观察剖开的上肢或下肢的主要关节，辨认其表面的透明软骨。

（2）关节囊：附着于关节面的周缘，在关节标本上辨认位于其外层的纤维膜和内层的滑膜。纤维膜由致密结缔组织构成，富含血管和神经。滑膜可分泌滑液。

（3）关节腔：观察关节腔的构成，为关节软骨和关节囊滑膜共同围成的密闭腔隙，思考其负压的意义。

2. 关节的辅助结构

（1）韧带：增强关节的稳定性，并且对关节的运动有限定作用，可分为囊内韧带和囊外韧带。通过剖开的髋关节和膝关节观察位于关节囊内的囊内韧带（如股骨头韧带和膝前、后交叉韧带）；通过完整的髋关节和膝关节标本，观察位于关节囊外面的囊外韧带（髌骨韧带、耻骨韧带、腓侧副韧带、胫侧副韧带）。

（2）关节盘：位于两关节面之间的纤维软骨板，通过剖开的颞下颌关节、胸锁关节观察关节盘，关节盘可减少冲击和震荡，有增加运动形式和扩大运动范围的作用。

（3）关节唇：附着于关节窝周缘的纤维软骨环，具有加深关节窝、增强关节稳固性的作用，通过肩关节和髋关节标本，观察关节唇。

（4）滑膜襞和滑膜囊：通过观察膝关节标本，识别滑膜襞和位于股四头肌下方的滑膜囊，思考其存在的意义。

3. 关节的运动 观察自身或小组成员关节的屈和伸、内收和外展、旋内和旋外、环转运动。

4. 滑膜关节的分类

（1）按构成关节的骨数，分为单关节和复关节。观察单关节，如肩关节和髋关节；观察复关节，如肘关节和腕关节。

（2）按运动形式，分为单动关节和联动关节。观察单动关节，如肘关节、腕关节、肩关节、髋关节等；观察联动关节，如颞下颌关节等。

（3）按运动轴的数目以及关节面的形状，分为 3 种类型。①单轴关节：分为 2 种形式，即屈戌关节，如指骨间关节；车轴关节，如桡尺近侧关节和桡尺远侧关节。②双轴关节：分为 2 种形式，即椭圆关节又称髁状关节，如桡腕关节；鞍状关节，如拇指腕掌关节。③多轴关节：分为 2 种形式，即球窝关节，如肩关节和髋关节；平面关节，如肩锁关节。

知识拓展

骨关节炎

骨关节炎是一种退行性关节疾病，其病变多表现为关节软骨破坏、软骨下骨增生和骨赘形成等。其中膝关节炎的发病率居于首位，可能与该关节的承重有密切关系。骨关节炎的治疗方式主要有两类：一类是以减轻疼痛、恢复关节功能为主要目的外科治疗，如射频消融靶向治疗、全膝关节置换术等；另一类是以促进软骨细胞再生或诱导间充质干细胞分化成软骨细胞，以修复关节软骨为主的生物治疗，如关节腔内注射自体血小板血浆或间充质干细胞等。

（三）椎骨间的连结

1. 椎体间的连结 取完整的脊柱标本、经椎间盘水平切断的脊柱标本、经两侧椎弓根的冠状面脊柱标本和经正中矢状面的脊柱标本,观察椎间盘、前纵韧带和后纵韧带。

(1)椎间盘:连结相邻的两个椎体,由位于中央部的髓核和周围的纤维环构成,椎间盘具有缓冲作用,使脊柱可做屈伸、侧屈、旋转和环转运动。

(2)前纵韧带:紧贴各椎体前面并与椎间盘及椎体前缘牢固连结,为全身最长的韧带,上起枕骨前缘,下达第1骶椎或第2骶椎,有防止椎间盘向前突出和限制脊柱过度后伸的作用。

(3)后纵韧带:贴于各椎体的后面,几乎纵贯脊柱全长,细而坚韧,与椎间盘纤维环紧密连结,可限制脊柱过度前屈。

2.椎弓间的连结　取完整的脊柱标本和经两侧椎弓根的冠状面脊柱标本,观察椎弓板之间、棘突之间、横突之间的韧带和关节突关节。

(1)黄韧带:连结相邻的两个椎弓板,参与围成椎管,有限制脊柱过度前屈的作用。

(2)棘间韧带:位于相邻的棘突之间,前缘接黄韧带,后方移行于棘上韧带。

(3)棘上韧带:附着于各椎骨棘突的尖端,前方与棘间韧带融合。棘上韧带与棘间韧带都有限制脊柱前屈的作用。颈部棘突尖向后扩展成矢状位的三角形膜状韧带,称项韧带。

(4)横突间韧带:连结相邻椎骨横突之间的纤维束,有限制脊柱过度侧屈的作用。

(5)关节突关节:由相邻椎骨的上、下关节突的关节面连结构成,属于平面关节(图 3-1)。

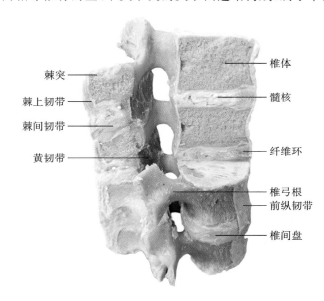

图 3-1　椎骨间的连结(矢状面)

3.腰骶连结　第5腰椎与骶骨之间的连结,其结构与其他椎骨间的连结基本相似,但椎间盘较厚,尤其是前缘更厚。

4.寰椎与枕骨及枢椎的连结　寰枕关节由枕髁与寰椎上关节面构成,可使头做屈(俯)、伸(仰)和侧屈运动。寰枢关节由寰椎与枢椎构成,允许寰椎连同颅一起围绕枢椎的齿突做旋转运动。

(四)脊柱的整体观及其运动

1.脊柱的整体观　取完整的脊柱标本,观察脊柱在各面的形态特点。

(1)脊柱前面观:可见椎体从第2颈椎向下至第2骶椎逐渐增大,与椎体负重的逐渐增加有关。骶骨耳状面以下,因承重骤减,故椎体的体积也急剧缩小。

(2)脊柱后面观:可见所有椎骨棘突于后正中线上形成纵嵴。颈部棘突短而分叉,近水平位。胸部棘突长,斜向后下呈叠瓦状排列。腰部棘突呈板状,水平向后。

(3)脊柱侧面观:可见脊柱有颈、胸、腰、骶4个生理性弯曲。其中胸曲和骶曲凹向前方,在胚胎时已形成,出生后继续存在;颈曲和腰曲凸向前方,为出生后所获得。出生后,当婴儿开始抬头时,出现颈曲;当幼儿开始坐起和站立时,出现腰曲。脊柱的这些弯曲增加了脊柱的弹性,对维持人体的重心稳定和减轻震荡有重要意义。

2.脊柱的运动 观察颈、胸、腰部关节突关节和椎间盘,分析颈、腰段容易受损的原因。

虽然相邻两椎骨之间的活动有限,但整个脊柱的活动范围较大,可做屈、伸、侧屈、旋转和环转运动。脊柱各部的运动性质和范围不同,这主要取决于关节突关节面的方向和形状、椎体的形态和椎间盘的厚度等。脊柱的运动与年龄、性别和锻炼程度有关。颈、腰段的活动范围较大,胸段较小,因此颈、腰段受损的概率较大。

知识拓展

椎间盘突出症

椎间盘突出症通常是由于椎间盘的外层环状纤维环受到损伤或磨损,导致髓核向外突出,压迫神经根或脊髓,引起神经根和脊髓的疼痛、麻木、刺痛等症状。其危险因素包括颈腰椎高压力、肌肉无力、长期保持不正确的坐姿等,因此通过保持良好的身体姿势、进行适当的运动锻炼、定期伸展肌肉等可以有效预防椎间盘突出症。对于椎间盘突出症的治疗,首先是保守治疗,包括物理治疗、针灸、药物治疗和配合康复等;当保守治疗不能缓解时,可采取手术治疗。

(五)胸廓的连结

1.肋椎关节 通过肋椎关节标本或完整骨架标本,观察肋头关节和肋横突关节。

肋头关节由肋头关节面与相应的胸椎肋凹构成;肋横突关节由肋结节关节面与相应胸椎的横突肋凹构成。两关节在功能上是联动关节,运动轴为由肋头至肋结节的连线。运动时,肋颈绕此轴转动,使肋的前部升降,以改变胸腔的容积。

2.胸肋关节 通过胸肋关节标本或完整骨架标本,观察胸肋关节。

胸肋关节由第2~7肋软骨与胸骨相应的肋切迹构成,第1肋与胸骨柄之间借软骨形成胸肋结合,第8~10肋软骨依次与上位肋软骨连结,形成肋弓。

(六)胸廓的整体观及其运动

通过完整骨架标本,观察胸廓的构成,通过学生自身的深吸气和用力呼气,感受胸廓运动的不同变化。

胸廓由12块胸椎、12对肋、1块胸骨借骨连结构成。成人胸廓有上、下口和前、后、外侧壁。胸廓上口向前下方倾斜,由胸骨柄上缘、第1肋和第1胸椎体围成。胸廓下口宽,由第12胸椎、第12肋、第11肋、肋弓和剑突围成,两侧肋弓在剑突下形成的夹角即胸骨下角。胸廓前壁最短,由胸骨、肋软骨及肋骨前端构成;胸廓后壁较长,由全部胸椎和肋角内侧的肋骨部分构成;胸廓外侧壁最长,由肋骨体构成。

胸廓除有保护和支持功能外,主要参与呼吸运动。吸气时,肋的前部提高,肋体向外扩展,并伴以胸骨上升,从而加大了胸廓的前后径。呼气时,胸廓做相反的运动,使胸腔的容积缩小。

(七)上肢骨的连结

1.上肢带连结 观察完整和冠状面的胸锁关节和肩锁关节,确认其关节的构成;确认胸锁关节内关节盘的附着位置及其功能;辨识两个关节,通过自身关节的运动证实其可完成的运动。

(1)胸锁关节:由锁骨的胸骨端与胸骨的锁切迹、第1肋软骨连结构成,属于多轴关节。关节囊周围有韧带增强。关节盘将关节腔分为内下、外上两部分,使关节头和关节窝更为适应。由于关节盘下缘附着于第 1 肋软骨,所以它能防止锁骨向上方脱位,胸锁关节能使锁骨做向前、后、上、下和旋转以及环转运动。

　　(2)肩锁关节:由锁骨的肩峰端和肩峰的关节面连结构成,属平面关节。

　　喙锁韧带连于喙突与锁骨下面之间,可加强上肢带骨的连结。

　　(3)喙肩韧带:连于肩胛骨的喙突与肩峰之间,与喙突和肩峰形成喙肩弓,架于肩关节的上方,可防止肱骨头向上方脱位。

　　2. 自由上肢骨连结

　　(1)肩关节:观察完整和冠状面的肩关节标本,确认其构成,辨识肱二头肌长头腱在肩关节囊内的走行及附着点,观察关节囊的附着位置,辨识喙肱韧带在关节囊的位置及其附着位置,确认肩关节属于哪一类关节,通过自身关节的运动证实肩关节可完成的运动,根据肩关节的特点思考肩关节脱位的方向及如何复位。

　　肩关节由肱骨头与肩胛骨的关节盂构成。肱骨头大,关节盂浅而小,有纤维软骨形成的盂唇附着于关节盂的周缘,为典型的球窝关节。关节囊极为松弛,而且其下壁更为薄弱。关节囊上方附着于关节盂的周缘,下方附着于肱骨解剖颈,其下部的附着处则抵达外科颈。肱二头肌长头腱起于盂上结节,行于关节囊内,经结节间沟走出关节囊外。关节囊的上壁有喙肱韧带加强。喙肱韧带起自喙突根部,抵于肱骨大结节,部分纤维与关节囊的上壁相融合。肩关节为全身最灵活的关节,可做屈、伸、收、展、旋内、旋外以及环转运动(图 3-2)。

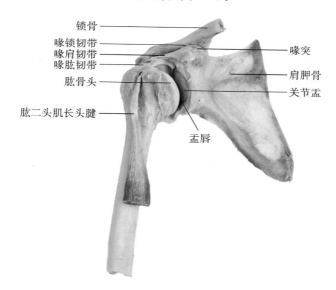

锁骨
喙锁韧带
喙肩韧带
喙肱韧带
肱骨头
肱二头肌长头腱
喙突
肩胛骨
关节盂
盂唇

图 3-2　肩关节(前面观)

　　(2)肘关节:观察完整和冠状面的肘关节标本,确认其构成;观察关节囊的附着位置及其特点;辨识桡侧副韧带、尺侧副韧带、桡骨环状韧带的位置及附着点;确认肘关节属于哪一类关节,通过自身关节的运动证实肘关节可完成哪些运动;根据肘关节的构成思考其脱位特点。

　　肘关节是复关节,由肱骨下端和尺、桡骨上端构成,可分为肱尺关节、肱桡关节、桡尺近侧关节。

　　肱尺关节由肱骨滑车和尺骨滑车切迹连结构成;肱桡关节由肱骨小头和桡骨头关节凹连结构成;桡尺近侧关节由桡骨环状关节面与尺骨桡切迹连结构成。3 个关节包在一个关节囊内,囊的前、后壁薄弱,桡侧副韧带自肱骨外上髁向下止于桡骨环状韧带。尺侧副韧带由肱骨内上髁向下呈扇形扩展,止于尺骨滑车切迹内侧缘。桡骨环状韧带两端附着于尺骨桡切迹的前、后缘,与尺骨桡切迹共同构成一个完整的骨纤维环,容纳桡骨头。桡骨头可在环内沿垂直轴做旋转运动。肘关

肩关节

节以肱尺关节为主体,主要进行屈、伸运动,桡尺近侧关节连同桡尺远侧关节,可使前臂(同手一起)进行旋前和旋后运动,这是人类的特有功能。

(3)前臂骨的连结:观察前臂骨的连结标本或完整骨架,确认桡尺近侧关节(见肘关节)、桡尺远侧关节的构成;观察前臂骨间膜的附着情况。

前臂骨的连结借桡尺近侧关节、桡尺远侧关节和前臂骨间膜相连。前臂骨间膜为一坚韧的纤维膜,连结桡、尺两骨的骨间缘。桡尺远侧关节由尺骨头的环状关节面与桡骨尺切迹连结构成,关节囊松弛,附于关节面和关节盘周缘。

(4)手关节:通过整体骨架标本和手关节标本,观察桡腕关节、腕骨间关节、腕掌关节、拇指腕掌关节、掌指关节和指骨间关节的构成;确认各关节的分类及其可完成的运动。

①桡腕关节:又称腕关节,是典型的椭圆关节,由桡骨的腕关节面和尺骨头下方的关节盘形成关节窝和由手舟骨、月骨、三角骨组成的关节头共同连结构成。关节囊松弛,周围有韧带加强。桡腕关节可做屈、伸、收、展和环转运动。

②腕骨间关节:相邻各腕骨之间连结构成的关节,运动幅度不大。

③腕掌关节:远侧列腕骨和5个掌骨底连结构成的关节,除拇指腕掌关节外,其余各指的腕掌关节运动范围极小。

④拇指腕掌关节:由大多角骨和第1掌骨底连结构成,属于鞍状关节,可做屈、伸、收、展、环转和对掌运动。对掌运动是指拇指尖的掌面和其他各指的掌面相接触的运动,这是人手作为劳动器官所特有的功能。

⑤掌指关节:共有5个,由掌骨头和近节指骨底连结构成,关节囊薄而松弛。当手指处于伸直位时,此关节可做屈、伸、收、展和环转运动。手指的收、展运动以中指的中轴为准。

⑥指骨间关节:共有9个,为典型的滑车关节,关节囊松弛,两侧有副韧带加强。这些关节只能做屈、伸运动。

(八)下肢骨的连结

1. 下肢带连结 观察完整骨架标本、完整的骨盆标本,确认关节的构成;辨认骶结节韧带和骶棘韧带的起止及其所形成的坐骨大孔和坐骨小孔,骶髂骨间韧带的起止;确认大、小骨盆的分界线;确认闭孔及闭孔膜所在的位置;确认两个关节分类,通过自身关节的运动证实两个关节可完成的运动。

(1)骶髂关节:由骶骨和髂骨的耳状面连结而成。关节面凹凸不平,关节囊紧张,并在关节囊的前、后方有韧带加强,其中以骶髂骨间韧带最为强厚,该韧带连于骶骨粗隆和髂骨粗隆之间。骶髂关节活动性极小,妊娠后期其活动度可稍增大,以适应分娩功能。

(2)骶结节韧带和骶棘韧带:骶结节韧带起自髂骨翼后缘和骶、尾骨的侧缘,斜向下外,止于坐骨结节。骶棘韧带起于骶、尾骨侧缘,止于坐骨棘。两条韧带与坐骨大、小切迹分别围成坐骨大孔和坐骨小孔,为血管、神经的重要通道。

(3)闭孔膜:封闭闭孔的纤维膜,膜的上部与闭孔上缘围成闭膜管,有闭孔血管、神经通过。

(4)耻骨联合:由两侧耻骨联合面借耻骨间盘连结构成。耻骨间盘由纤维软骨构成,中间有纵行的裂隙。耻骨联合的上下方均有韧带加强。耻骨联合的活动甚微,但在分娩过程中,可有轻度分离,以增大骨盆的径线。

(5)骨盆:由骶骨、尾骨和两侧髋骨连结而成的骨环。骨盆以由骶骨的岬及其两侧的骶翼、髂骨弓状线、耻骨梳、耻骨结节和耻骨联合上缘构成的界线分为上方的大骨盆和后下方的小骨盆两部分。小骨盆又称为真骨盆,分为骨盆上口、骨盆下口和骨盆腔。骨盆上口由界线围成;骨盆下口由尾骨尖、骶结节韧带、坐骨结节、坐骨支、耻骨下支和耻骨联合下缘围成;骨盆腔为骨盆上、下口之间的部分。骨盆有性别差异,女性骨盆特征与女性分娩功能有关。

2. 自由下肢骨连结

（1）髋关节：取完整及冠状面的髋关节标本，观察髋关节的构成；辨认髋臼横韧带、股骨头韧带、髂股韧带、髋臼唇的位置及作用。确认髋关节属于哪一类关节，通过自身关节的运动，证实髋关节可完成哪些运动；根据髋关节囊的附着点，思考股骨颈骨折的分类。

髋关节由股骨头与髋臼连结而成，髋臼周缘附有髋臼唇以增加髋臼的深度。髋臼切迹被髋臼横韧带封闭，使月状的关节面扩大为环形的关节面。股骨头的关节面约为球面的 2/3，绝大部分纳入髋臼内。髋关节的关节囊紧张而坚韧，上方附着于髋臼周缘和髋臼横韧带；下方附着于股骨颈，在前面达转子间线，后面仅包纳股骨颈的内侧 2/3，而外侧 1/3 露在囊外，故股骨颈骨折可分为囊内、囊外和混合性骨折。髂股韧带上端起自髂前下棘，向下呈"人"字形，经关节囊前方止于转子间线。此韧带可防止髋关节过伸，对维持人体直立姿势有很大作用。关节囊内有股骨头韧带，起于髋臼横韧带，止于股骨头凹，内含营养股骨头的血管。髋关节属于球窝关节，可做屈、伸、收、展、旋内、旋外和环转运动。

（2）膝关节：取完整及剖开的膝关节标本，观察膝关节的构成；辨认髌韧带、胫侧副韧带、腓侧副韧带、膝交叉韧带的起止及作用；确认膝关节内、外侧半月板的位置、形状及功能；辨识髌上囊和翼状襞的位置和功能；确认膝关节属于哪一类关节，通过自身关节的运动，证实膝关节可完成哪些运动；思考膝关节在何种状态下易发生半月板损伤，分析哪一侧半月板损伤的概率更高。

膝关节由股骨下端、胫骨上端和髌骨连结而成。膝关节的关节囊薄而松弛，附于各关节面的周缘，周围有韧带加固。前方有自髌骨下端至胫骨粗隆的髌韧带。内侧有胫侧副韧带，与关节囊和内侧半月板紧密结合。外侧有腓侧副韧带，呈独立的圆索状。胫侧副韧带和腓侧副韧带在伸膝时紧张，半屈膝时松弛，因而半屈膝时，膝关节（小腿）可做少许旋内和旋外运动（图 3-3）。

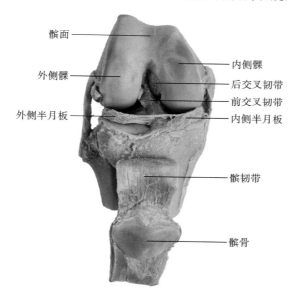

图 3-3　膝关节（前面观）

关节囊内有前交叉韧带，伸膝时最紧张，能防止胫骨前移。屈膝时后交叉韧带最紧张，可防止胫骨后移。内侧半月板呈"C"形，较大，前窄后宽，其外缘中部与胫侧副韧带紧密相连。外侧半月板近似"O"形，较小。两侧半月板前缘之间有韧带相连。半月板的边缘厚而内缘薄，增大了关节窝的深度，增强了膝关节的稳定性；半月板下面平坦，上面略凹陷可同股骨髁一起做胫骨的旋转运动。由于内侧半月板与关节囊和胫侧副韧带相连，因而内侧半月板损伤的概率较大。

膝关节的滑膜扩展形成髌上囊，位于股骨下端的前面和股四头肌肌腱的深面。此外，膝关节的滑膜在髌骨下方，形成一对翼状襞充填关节腔内的空隙。

膝关节

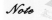

膝关节的运动主要是屈、伸运动。在半屈膝时,还可做轻微的旋转运动。当膝关节伸直而大腿旋内时,关节处于紧密嵌合位。

(3)小腿骨的连结:观察小腿骨的连结标本,观察胫腓关节的构成;观察胫腓前、后韧带的位置及附着点。

胫腓关节:由胫骨外侧髁的腓关节面与腓骨头连结而成,只能轻微活动。小腿骨间膜为一坚韧的纤维膜,连结胫、腓两骨的骨间缘。韧带连结由胫、腓骨下端借坚韧的胫腓前、后韧带连结构成。胫、腓骨之间,几乎没有任何运动。

(4)足关节:通过整体骨架标本和足关节标本,观察距小腿关节、跗骨间关节、跗跖关节、跖骨间关节、跖趾关节和趾骨间关节的构成;确认各关节的类型及其可完成的运动。

①距小腿关节:又名踝关节,由胫、腓骨下端的关节面和距骨滑车连结而成。关节囊附着于各关节面的周围,内侧有内侧韧带又名三角韧带,起自内踝,向下呈扇形展开,止于足舟骨、距骨和跟骨。外侧有3条独立的韧带:前为距腓前韧带、中为跟腓韧带、后为距腓后韧带。这些韧带都起自外踝,分别向前、下、后方,止于距骨和跟骨。踝关节属于屈戌关节,主要运动是伸(背屈)和屈(跖屈)。距骨滑车前宽后窄,背屈时,较宽的前部进入关节窝内,关节较稳定。但在跖屈时,由于较窄的后部进入关节窝内,可做轻微的侧方运动。此时关节不够稳固,故踝关节扭伤多发生在跖屈的情况下。

②跗骨间关节:相邻跗骨之间连结构成的关节,数目较多,以距跟关节(又名距下关节)、距跟舟关节和跟骰关节较为重要。距跟关节和距跟舟关节在功能上属于联动关节。运动时,跟骨和足舟骨连同其余的足骨对距骨做内翻和外翻运动。足的内、外翻常与踝关节协同运动,即内翻常伴以足的跖屈,外翻常伴以足的背屈。距跟舟关节和跟骰关节合称跗横关节,又名Chopart关节,临床上,常沿此线进行足的截断。跗骨之间主要有如下几条韧带:跟舟足底韧带,跟骨与足舟骨之间的韧带,对维持足弓具有重要作用;分歧韧带,呈"V"形,起自跟骨背面,向前分为两股,分别止于足舟骨和骰骨背面。在足底,还有一些很强的韧带(足底长韧带和跟骰足底韧带)连结跟骨、骰骨和距骨底,对维持足的纵弓有重要意义。

③跗跖关节:又名Lisfranc关节,由3块楔骨、1块骰骨与5块跖骨的底连结构成,属于平面关节,活动甚微。

④跖骨间关节:位于第2~5跖骨底的毗邻面之间,属于平面关节,连结紧密,活动甚微。

⑤跖趾关节:由跖骨头与近节趾骨底连结构成,可做轻微的屈、伸、收、展运动。

⑥趾骨间关节:由相邻两节趾骨的趾骨底与趾骨滑车连结构成,可做屈、伸运动。

足弓是跗骨和跖骨借韧带连结而形成的凸向上的弓。足弓可分为纵弓和横弓,内侧纵弓由跟骨、距骨、足舟骨、3块楔骨和内侧3块跖骨构成,弓的最高点在距骨头处;外侧纵弓由跟骨、骰骨和外侧2个跖骨构成。内、外侧纵弓的前端的承重点分别在第1跖骨头和第5跖骨头,后部承重点为跟骨结节。内侧纵弓高于外侧纵弓;横弓由骰骨、3块楔骨和跖骨构成,最高点在中间楔骨处。足弓具有弹性,在运动时可缓冲震荡,保护足底的血管和神经免受压迫。足底的韧带和肌腱对足弓的维持具有重要的作用。足弓塌陷成为扁平足。

(九)颅骨的连结

1.颅骨的纤维连结和软骨连结　取整体颅骨观察颅骨之间的连结。除颞下颌关节外,颅骨之间多借缝、软骨和骨相连结,彼此之间结合较为牢固。

2.颞下颌关节　取完整及矢状位剖开的一侧开的颞下颌关节标本和完整的骨架标本,观察颞下颌关节的构成;观察颞下颌关节关节盘的形状、位置和附着情况;确认颞下颌关节囊的附着位置;并辨认颞下颌韧带、茎突下颌韧带及蝶下颌韧带附着起止及作用;分析颞下颌关节脱位时下颌骨的状态及如何复位。

颞下颌关节:又称下颌关节,由下颌骨的下颌头与颞骨的下颌窝及关节结节构成。关节囊上方附着于下颌窝和关节结节的周围,下方附着于下颌颈,关节囊前部薄,后部厚。囊外韧带主要有外侧韧带(又名颞下颌韧带)、茎突下颌韧带及蝶下颌韧带附着于下颌骨,上述韧带具有调节和限制下颌骨的运动范围的作用。关节腔内有关节盘,将关节腔分隔成上、下两腔,断面呈横位的"乙"字形,前部凹向上,后部凹向下。颞下颌关节属于联动关节,下颌骨可做上提和下降、前进和后退以及侧方运动。下颌骨的上提和下降运动发生在下关节腔,前进和后退运动发生在上关节腔。下颌骨的侧方运动是指一侧的下颌头对关节盘做旋转运动,而对侧的下颌头和关节盘一起对关节窝做侧方运动。

四、结构辨认

图 3-4 为肘关节的前面观,请根据所学解剖学知识,写出图中序号的名称。

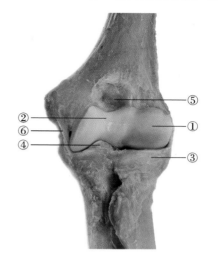

图 3-4 肘关节(前面观)

五、解剖绘图

请根据所学解剖学知识,绘制肩关节的冠状位剖面图,图中应包含并标出关节囊、喙肱韧带、肱二头肌长头腱、肱骨头、关节盂、肩胛骨。

六、临床案例

患者,男,23 岁。踢足球时因带球急速转身而不慎摔倒,出现左侧膝关节剧烈疼痛而急诊入院。检查发现,膝关节肿胀,下蹲试验显示阳性,屈膝内旋时疼痛更为明显。磁共振成像(MRI)显示,关节腔内无积液,内侧半月板撕裂伴胫侧副韧带损伤。

→ **解剖学分析**

1. 简述膝关节的运动方式。
2. 简述膝关节前、后交叉韧带的起止及作用。
3. 简述膝关节的内、外侧副韧带的名称、起止及作用。
4. 简述内、外侧半月板的特点,分析内侧半月板更易损伤的原因。

在线答题

(延边大学 秦向征)

结构辨认
参考答案

临床案例
参考答案

实验四　肌　　学

一、实验目标

（一）知识目标

（1）掌握肌的形态、构造；咀嚼肌的位置、起止和作用；胸锁乳突肌、斜方肌、背阔肌、竖脊肌、胸大肌、胸小肌、前锯肌、肋间内肌、肋间外肌的位置、起止、作用，膈的位置、形态结构和作用，腹前外侧壁各肌的位置、层次、纤维方向和作用；三角肌、肱二头肌、肱三头肌、髂腰肌、臀大肌、梨状肌、股四头肌、缝匠肌、大收肌、股二头肌、半腱肌、半膜肌、小腿三头肌的位置、起止、作用。

（2）熟悉肌的起止、作用，肌的辅助结构；帽状腱膜；斜角肌间隙、腹直肌鞘、白线、腹股沟管、腹股沟三角的构成及临床联系；上肢、下肢各部肌的分群、层次及各肌的位置与作用。

（3）了解肌的命名；面肌的分布特点；颈肌、背肌、胸肌、腹肌的分群、层次及各肌的位置与作用；腋窝、三边孔、四边孔、肘窝、腕管、梨状肌上孔、梨状肌下孔、股三角、收肌管、腘窝、踝管等构成及临床联系。

（二）能力目标

（1）通过学习人体的运动是多组肌群协同作用的结果，培养学生以肌为中心将局部与整体相结合的学习能力。

（2）对照观察整体标本和肌的分布，培养学生在临床中应用重要肌性标志的能力。

（三）素质目标

（1）通过对全身肌的分布与作用的观察学习，增进学生对对立统一规律的认识，强化学生唯物辩证法的矛盾观。

（2）通过对体表肌性标志的学习，增强学生透过现象看本质的意识。

二、实验材料

①骨骼肌分类标本；②特制的腱鞘标本；③大体标本（示全身骨骼肌）；④头颈肌的标本与模型；⑤躯干肌的标本与模型；⑥上肢肌的标本与模型；⑦下肢肌的标本与模型；⑧虚拟仿真解剖系统。

三、实验内容

（一）肌学总论

1. 肌的构造和形态分类

（1）肌的构造：骨骼肌的构造包括肌腹和肌腱两部分，扁肌的肌腱称腱膜。

在肱二头肌标本上观察其中间的肌腹和两端的肌腱；在腹外斜肌标本上观察腱膜。比较肌腱与腱膜。

（2）肌的形态分类：骨骼肌可分为长肌、短肌、阔肌和轮匝肌四类。在标本上指出长肌、短肌、阔肌和轮匝肌,并思考其分布和作用。

长肌呈长条形,肌纤维束的方向与肌的长轴平行,收缩时能产生明显的位移,多分布于四肢。有些长肌的起始端有两个以上的头,以后合并成一个肌腹,称为二头肌、三头肌或四头肌;有些长肌肌腹被中间腱划分成两个肌腹,称二腹肌;有的由多个肌腹融合而成,中间隔以腱划,如腹直肌。短肌较短小,收缩时运动幅度较小,但收缩力强而持久,多分布于躯干部深层。阔肌也称为扁肌,形态扁阔,多位于躯干部浅层,兼有运动和保护的功能。轮匝肌肌纤维呈环形,位于管、孔、裂周围,收缩时可关闭管、孔、裂,如眼轮匝肌、口轮匝肌等。

2.肌的起止、分布和作用

(1)肌的起止:在长肌的标本上找出肌两端在骨上的附着点。思考理解肌的起点和止点的概念。

肌一般都以两端附着于骨,中间跨过一个或几个关节。当肌收缩时,牵动骨骼,产生运动。肌收缩时,通常一骨的位置相对固定,另一骨的位置相对移动。肌在固定骨的附着点,称定点或起点;在移动骨的附着点,称动点或止点。

(2)肌的分布:骨骼肌大多分布在关节的周围,其规律是在一个运动轴的相对侧有两个作用相反的肌或肌群。理解原动肌、协同肌、拮抗肌、固定肌的含义。

(3)肌的作用:肌有两种作用,一种是静力作用,使肌具有一定张力,使身体各部之间保持一定姿势,取得相对平衡,如站立、坐位和体操中的静动作。另一种是动力作用,使身体完成各种动作,如伸手取物、行走和跑跳等。

肌收缩牵引骨骼而产生关节的运动,其作用犹如杠杆装置,有 3 种基本形式:①平衡杠杆运动,支点在重点和力点之间,如寰枕关节进行的头的俯、仰运动;②省力杠杆运动,重点在支点和力点之间,如踝关节的起步抬足跟向上时的运动;③速度杠杆运动,力点在重点和支点之间,如肘关节在举起重物时的运动。

知识拓展

肌肉损伤

肌肉损伤是肌肉受到拉伸或扭伤等外界力量作用而导致的疼痛、功能丧失等症状。通常肌肉损伤可分为两种类型:创伤性肌肉损伤和过度使用损伤。前者主要包括肌肉撕裂、肌肉挫伤等,后者主要包括肌肉劳损、肌肉疲劳等。在肌肉损伤过程中,肌纤维和肌间质会受到损伤,导致肌肉功能受损,同时会释放出一系列的炎性介质,引起肌纤维的变性、坏死和溶解。随着损伤程度的加重,肌肉的修复过程也会加速,主要表现为炎症反应、再生、重建三个阶段。在治疗肌肉损伤时,需要遵循肌肉损伤修复的特点,通过适当的休息、物理治疗、康复训练等方法来促进肌肉的恢复和重建。

3.肌的辅助装置　用特制标本观察筋膜、腱鞘、滑膜囊。比较筋膜与腱膜。

【口诀记忆】肌的形态、构造和辅助装置:长短扁肌轮匝肌,肌腹肌腱两相依,筋膜腱鞘滑膜囊,保护固定减摩擦。

【区别记忆】肌腱、中间腱、腱划、腱膜、腱鞘的区别:肌腱位于肌腹的两端,由腱纤维构成,强韧而无收缩力;中间腱位于两个肌腹之间,如二腹肌的中间腱;腱划是指将肌腹分割成多个肌腹的肌腱,如腹直肌的腱划;腱膜是指阔肌上呈薄片状的肌腱;腱鞘是指套在长腱周围的鞘管。

(二)头肌

头肌分为面肌(也称表情肌)和咀嚼肌两部分。

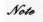

（1）在头肌标本上观察颅顶肌的额腹与枕腹、帽状腱膜、眼轮匝肌与口轮匝肌、颊肌（图4-1）。

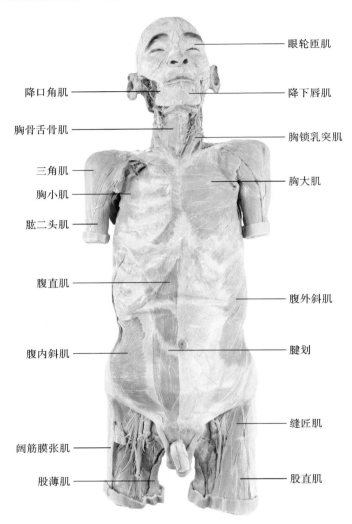

图4-1　头肌、颈肌和躯干肌（前面观）

（2）在咀嚼肌标本上指认4对咀嚼肌。

①咬肌：起自颧弓下缘，止于下颌支和下颌角外面的咬肌粗隆。作用：上提下颌骨。

②颞肌：起自颞窝，止于下颌骨冠突。作用：上提下颌骨。

③翼内肌：起自翼窝，止于下颌角内面的翼肌粗隆。作用：一侧收缩使下颌骨向对侧运动，两侧同时收缩可上提下颌骨，并使下颌骨前移。

④翼外肌：起自蝶骨大翼下面和翼突的外侧，止于下颌颈。作用：一侧收缩使下颌骨向对侧运动，两侧同时收缩使下颌骨前移。

理解：咀嚼肌瘫痪时表现为患侧咬合无力，张口时向患侧偏斜，向健侧运动困难。

（三）颈肌

颈肌可分为颈浅肌群，舌骨上、下肌群和颈深肌群3组。

（1）在颈肌标本上观察颈阔肌与胸锁乳突肌（图4-1）。

①颈阔肌：起自胸大肌和三角肌表面的筋膜，止于口角，收缩时下拉口角。

②胸锁乳突肌：起自胸骨柄和锁骨的胸骨端，止于颞骨乳突。作用：一侧胸锁乳突肌收缩使头向同侧倾斜，使面转向对侧；两侧同时收缩，使头后仰。

【联想记忆】胸锁乳突肌的作用:联想一个小女孩的两个发辫,牵拉一侧和牵拉两侧有何不同。

理解:一侧胸锁乳突肌瘫痪时,头向对侧转动困难;两侧瘫痪时,头直立困难,患者仰卧时不能抬头。

(2)在颈肌标本上观察舌骨上、下肌群的组成。

①舌骨上肌群:4 对。

二腹肌:前腹起自下颌骨二腹肌窝,后腹起自乳突,以中间腱系于舌骨。

下颌舌骨肌:起自下颌舌骨线,止于舌骨体。

茎突舌骨肌:起自茎突,止于舌骨小角。

颏舌骨肌:起自颏棘,止于舌骨体。

②舌骨下肌群:4 对。

浅层:胸骨舌骨肌(内侧)、肩胛舌骨肌(外侧)。

深层:胸骨甲状肌(下方)、甲状舌骨肌(上方)。

(3)在颈深肌群标本上观察外侧群的前斜角肌、中斜角肌、后斜角肌及斜角肌间隙。

斜角肌间隙:由前、中斜角肌和第 1 肋上面围成,内有臂丛和锁骨下动脉穿行。

(四)躯干肌

躯干肌可分为背肌、胸肌、膈、腹肌和盆底肌。

1. 背肌　位于躯干后部,分浅、深两群。在背肌标本上观察浅群的斜方肌、背阔肌、肩胛提肌和菱形肌,深群的竖脊肌、夹肌。

(1)斜方肌:起自上项线、枕外隆凸、项韧带、第 7 颈椎和全部胸椎的棘突,止于锁骨的外侧1/3、肩峰和肩胛冈。

作用:使肩胛骨向脊柱靠拢,上部肌束上提肩胛骨(耸肩),下部肌束下降肩胛骨;如肩胛骨固定,一侧肌收缩使颈向同侧屈、面转向对侧,两侧同时收缩可使头后仰。

理解:斜方肌瘫痪可出现"塌肩"畸形。

(2)背阔肌:起自下 6 个胸椎的棘突、全部腰椎的棘突、骶正中嵴及髂嵴后部,止于肱骨结节间沟。

作用:使肱骨内收、旋内和后伸。当上肢上举固定时,可引体向上。

(3)肩胛提肌:起自上 4 个颈椎的横突,止于肩胛骨的上角。

(4)菱形肌:起自第 6、7 颈椎和第 1～4 胸椎的棘突,止于肩胛骨的内侧缘。

(5)夹肌:起自项韧带下部、第 7 颈椎棘突和上部胸椎,止于颞骨乳突和第 1～3 颈椎横突。

(6)竖脊肌:起自骶骨背面和髂嵴后部,分三群肌束止于椎骨、肋骨及颞骨乳突。

作用:双侧收缩使脊柱后伸和仰头,一侧收缩使脊柱侧屈。

2. 胸肌　在胸肌标本上观察胸上肢肌和胸固有肌(图 4-1)。

(1)胸大肌:起自锁骨的内侧半、胸骨和第 1～6 肋软骨,止于肱骨大结节嵴。

作用:使肩关节内收、旋内和前屈。当上肢固定时,可上提躯干,并助吸气。

(2)胸小肌:起自第 3～5 肋骨,止于喙突。

(3)前锯肌:起自上 8 位肋外面,止于肩胛骨内侧缘和下角。

作用:拉肩胛骨向前下,使其紧贴胸廓;当肩胛骨固定时,提肋助吸气。

理解:前锯肌瘫痪可形成"翼状肩"畸形。

(4)肋间肌。

肋间外肌:起自上肋下缘,肌束斜向前下,止于下肋上缘,在肋软骨间隙处,移行为肋间外膜。作用:提肋助吸气。

肋间内肌:起自下肋上缘,肌束斜向前上,止于上肋下缘,后部肌束自肋角向后被肋间内膜所代替。作用:降肋助呼气。

肋间最内肌:位于肋间隙中部,肋间内肌的深面,肌束方向和作用与肋间内肌相同。

3. 膈 在膈肌标本上观察其位置、形态特征。

(1)膈的位置:位于胸、腹腔之间。

(2)形态结构(一、二、三、三、四):膈为向上膨隆的阔肌,分为肌性部、腱性部。有一个中心腱,两个膈脚(左、右膈脚),三部(胸骨部、肋部、腰部),三个裂孔(主动脉裂孔、食管裂孔、腔静脉孔),四个薄弱区(左、右胸肋三角,左、右腰肋三角)。

观察三个裂孔的位置及穿经结构:主动脉裂孔在第 12 胸椎前方,左、右膈脚与脊柱之间,有主动脉和胸导管通过;食管裂孔在主动脉裂孔的左前上方,约在第 10 胸椎水平,有食管和迷走神经通过;腔静脉孔在食管裂孔的右前上方,膈的中心腱内,约在第 8 胸椎水平,有下腔静脉通过。

观察膈的薄弱区,理解膈疝。在膈的三部起点之间通常有三角形小区,无肌纤维,仅覆以结缔组织,为膈的薄弱区,其中胸骨部与肋部之间的称胸肋三角;肋部与腰部之间的称腰肋三角。当腹腔内压力突然增高时,腹部器官可能经此突入胸腔形成膈疝。

4. 腹肌 位于胸廓与骨盆之间,可分为前外侧群、后群。

在腹肌标本上观察前外侧群的腹直肌和三层扁肌(由浅入深依次为腹外斜肌、腹内斜肌和腹横肌),后群的腰大肌和腰方肌。注意腹肌参与形成的以下局部结构:腹股沟韧带、腔隙韧带、耻骨梳韧带、腹股沟镰(联合腱)、腹直肌鞘、白线、腹股沟管、腹股沟三角等(图 4-1)。

(1)前外侧群。

①腹外斜肌:起自下 8 位肋的外面,肌束斜向前下,止于髂嵴、腹白线,并形成腹股沟韧带、腔隙韧带、腹股沟管浅环。

②腹内斜肌:起自胸腰筋膜、髂嵴和腹股沟韧带外侧半,肌束斜向前上,止于下 3 位肋、腹白线,并形成腹股沟镰、提睾肌。

③腹横肌:起自下 6 位肋、胸腰筋膜、髂嵴和腹股沟韧带外侧 1/3,肌束横行向前,止于腹白线,参与形成腹股沟镰、提睾肌。

④腹直肌:起自耻骨联合和耻骨嵴,肌束向上,止于胸骨剑突和第 5~7 肋软骨前面。

观察腹直肌鞘:由腹前外侧壁三层阔肌的腱膜包裹腹直肌形成,分前、后两层。前层由腹外斜肌腱膜与腹内斜肌腱膜的前层愈合而成;后层由腹内斜肌腱膜的后层与腹横肌腱膜愈合而成。在脐下 4~5 cm 处,三层扁肌的腱膜全部转到腹直肌的前面构成腹直肌鞘的前层,使后层缺如,因此,腹直肌鞘的后层在脐下 4~5 cm 处形成一凸向上方的弓形下缘,称弓状线(半环线)。此线以下腹直肌鞘无后层,腹直肌后面与腹横筋膜相贴。

躯干肌

> **知识拓展**
>
> **腹股沟疝**
>
> 腹股沟疝是腹腔内脏器通过腹股沟区的缺损或薄弱区向体表突出所形成的包块,可分为腹股沟斜疝和腹股沟直疝两种。前一种的解剖基础主要为腹股沟管,疝囊或腹腔内容物经腹壁下动脉外侧的腹股沟管深环进入腹股沟管内,出浅环后进入阴囊而形成。腹股沟斜疝是最多见的腹外疝,占 90% 以上,男性占绝大多数,右侧比左侧多见。后一种的解剖基础主要为腹股沟三角,疝囊经腹壁下动脉内侧,直接由腹股沟三角向前突出而形成。腹股沟直疝好发于年老体弱者。

(2)后群。

①腰大肌:在下肢肌中叙述。

②腰方肌:起自髂嵴,止于第 12 肋和第 1～4 腰椎横突。

5.盆底肌　在生殖系统中学习。

（五）上肢肌

上肢肌分为上肢带肌(肩带肌)、臂肌、前臂肌和手肌(图 4-2)。

1.上肢带肌(肩带肌)　在上肢带肌标本上观察覆盖肩关节的三角肌,冈上窝内的冈上肌,冈下窝内的冈下肌、小圆肌、大圆肌,肩胛下窝内的肩胛下肌。

(1)三角肌:起自锁骨的外侧半、肩峰、肩胛冈,止于肱骨体中部外侧面的三角肌粗隆。

作用:外展肩关节,前部肌束可以使肩关节屈和旋内,后部肌束能使肩关节伸和旋外。

理解:三角肌瘫痪萎缩出现"方肩"畸形。

(2)冈上肌:起自肩胛骨冈上窝,止于肱骨大结节上部。

(3)冈下肌:起自肩胛骨冈下窝,止于肱骨大结节中部。

(4)小圆肌:起自肩胛骨外侧缘背面,止于肱骨大结节下部。

(5)大圆肌:起自肩胛骨下角的背面,止于肱骨小结节嵴。

(6)肩胛下肌:起自肩胛下窝,止于肱骨小结节。

观察肌腱袖的组成,理解其作用。肌腱袖由冈上肌、冈下肌、小圆肌、肩胛下肌的肌腱彼此相连而成,围绕肩关节的上方、后面和前面,并与肩关节囊相连组成腱板,对肩关节起保护和稳定作用,防止肱骨头向上、前、后方脱臼。肩关节扭伤或脱位时,可导致肌腱袖撕裂,在肌腱袖损伤中,冈上肌肌腱的损伤占 50％。

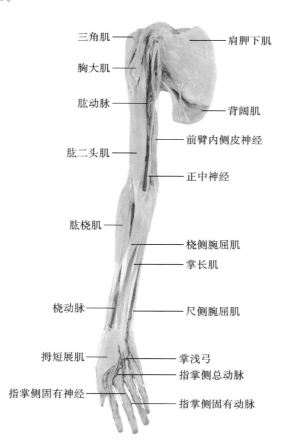

图 4-2　上肢肌(前面观)

2.臂肌　结合上肢肌(前面观)(图 4-2),在臂肌标本上观察前群的肱二头肌、喙肱肌、肱肌,后群的肱头三肌。

（1）肱二头肌：起自肩胛骨盂上结节（长头）和肩胛骨喙突（短头），止于桡骨粗隆。

作用：屈肘关节；当前臂在旋前位时，能使其旋后；还能协助屈肩关节。

（2）喙肱肌：起自肩胛骨喙突，止于肱骨中部内侧。

（3）肱肌：起自肱骨体下半的前面，止于尺骨粗隆。

（4）肱三头肌：起自肩胛骨盂下结节（长头）、肱骨桡神经沟的外上方（外侧头）和内下方（内侧头）的骨面，止于尺骨鹰嘴。

作用：伸肘关节，长头还可使肩关节后伸和内收。

观察三边孔与四边孔：肱三头肌长头穿经小圆肌（肩胛下肌）与大圆肌，将二者和肱骨上端之间的间隙分为内侧的三边孔，有旋肩胛动、静脉通过；外侧的四边孔，有旋肱后动、静脉及腋神经通过。辨认两孔的边界、穿过的结构。

3. 前臂肌

（1）前群：共 9 块肌，分四层排列，结合上肢肌（前面观）（图 4-2），在前臂肌前群肌标本上观察。

①第一层：有 5 块，自桡侧向尺侧依次为肱桡肌、旋前圆肌、桡侧腕屈肌、掌长肌、尺侧腕屈肌。

肱桡肌：起自肱骨外上髁的上方，止于桡骨茎突。

其他 4 块肌：共同以屈肌总腱起自肱骨内上髁；旋前圆肌止于桡骨中部的外侧面，桡侧腕屈肌止于第 2 掌骨底，掌长肌止于掌腱膜，尺侧腕屈肌止于豌豆骨。

②第二层：有 1 块，指浅屈肌。起自肱骨内上髁、尺骨和桡骨前面，移行为 4 条肌腱，通过腕管和手掌，止于第 2～5 指中节指骨体两侧。

③第三层：有 2 块。

拇长屈肌：居外侧，起自桡骨前面和前臂骨间膜，通过腕管和手掌，止于拇指远节指骨底。

指深屈肌：居内侧，起自尺骨前面和前臂骨间膜，向下分成 4 条肌腱，经腕管、手掌和指浅屈肌腱二脚之间，止于第 2～5 指远节指骨底。

④第四层：有 1 块，旋前方肌。起自尺骨，止于桡骨。

（2）后群：共 10 块肌，分浅、深两层排列，在前臂肌后群肌标本上观察。

①浅层：有 5 块，自桡侧向尺侧依次为桡侧腕长伸肌、桡侧腕短伸肌、指伸肌、小指伸肌和尺侧腕伸肌。

5 块肌以一个共同的伸肌总腱起自肱骨外上髁。桡侧腕长伸肌和桡侧腕短伸肌，分别止于第 2 掌骨底和第 3 掌骨底；指伸肌向下移行为 4 条肌腱，形成指背腱膜，分 3 束分别止于第 2～5 指的中节指骨底和远节指骨底；小指伸肌，肌腱移行为指背腱膜，止于小指的中节指骨底和远节指骨底；尺侧腕伸肌止于第 5 掌骨底。

②深层：有 5 块，从外上向内下依次为旋后肌、拇长展肌、拇短伸肌、拇长伸肌、示指伸肌。

旋后肌：起自肱骨外上髁和尺骨上端外侧，止于桡骨上端前面。

其他 4 块肌：起自桡骨、尺骨及骨间膜的后面；拇长展肌止于第 1 掌骨底，拇短伸肌止于拇指近节指骨底，拇长伸肌止于拇指远节指骨底，示指伸肌止于示指指背腱膜。

4. 手肌　手肌分为外侧群、中间群和内侧群，在手肌标本和模型上观察。

（1）外侧群（鱼际肌）：有 4 块肌，分浅、深两层。

浅层：拇短展肌（外侧）、拇短屈肌（内侧）。

深层：拇指对掌肌（外侧）、拇收肌（内侧）。

（2）内侧群（小鱼际肌）：有 3 块肌，也分浅、深两层。

浅层：小指展肌（内侧）、小指短屈肌（外侧）。

深层：小指对掌肌。

（3）中间群：4 块蚓状肌，3 块骨间掌侧肌，4 块骨间背侧肌。

①蚓状肌：起自指深屈肌腱桡侧，经掌指关节桡侧至第 2～5 指的背面，止于指背腱膜。

作用：屈掌指关节、伸指间关节。

②骨间掌侧肌：位于第 2～5 掌骨间隙内，起自掌骨，分别经第 2 指的尺侧，第 4～5 指的桡侧，止于第 2、4、5 指的指背腱膜。

作用：使第 2、4、5 指向中指靠拢（内收），协同屈掌指关节、伸指骨间关节。

③骨间背侧肌：位于 4 个掌骨间隙的背侧，各有两头起自相邻骨面，止于第 2 指的桡侧、第 3 指的桡侧及尺侧、第 4 指尺侧的指背腱膜。

作用：以中指为中心外展第 2、3、4 指，协同屈掌指关节、伸指骨间关节。

理解：使手指收展、屈伸的肌。

【口诀记忆】运动拇指的肌：屈伸展分长短，内收对掌各一块。

（六）下肢肌

下肢肌分为下肢带肌（髋肌）、大腿肌、小腿肌和足肌（图 4-3）。

1. 下肢带肌（髋肌）　分前群、后群，在髋肌标本上观察。

（1）前群。

①髂腰肌：由腰大肌和髂肌组成。腰大肌起自腰椎体侧面和腰椎横突，髂肌起自髂窝，两肌会合，止于股骨小转子。

作用：使髋关节前屈和旋外。下肢固定时，可使躯干前屈，如仰卧起坐。

②阔筋膜张肌：起自髂前上棘，止于胫骨外侧髁。

（2）后群：有 7 块，分三层，浅层为臀大肌，中层有臀中肌、梨状肌、闭孔内肌、股方肌，深层有臀小肌、闭孔外肌。

①臀大肌：起自髂骨翼外面和骶骨背面，止于臀肌粗隆。

作用：使髋关节后伸和旋外。下肢固定时，能伸直躯干，防止躯干前倾。

②臀中肌：位于臀大肌深面，起自髂骨翼外面，止于股骨大转子。

③臀小肌：位于臀中肌深面，起自髂骨翼外面，止于股骨大转子。

④梨状肌：起自骶骨前面骶前孔外侧，穿坐骨大孔，止于股骨大转子尖。

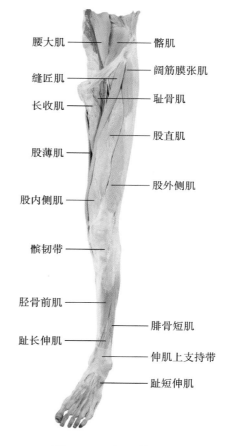

腰大肌
髂肌
缝匠肌
阔筋膜张肌
长收肌
耻骨肌
股薄肌
股直肌
股内侧肌
股外侧肌
髌韧带
胫骨前肌
腓骨短肌
趾长伸肌
伸肌上支持带
趾短伸肌

图 4-3　下肢肌（前面观）

观察梨状肌上孔和梨状肌下孔：位于臀大肌的深面，在梨状肌上、下两缘和坐骨大孔之间。盆部的血管和神经通过此两孔供应臀部、会阴和下肢。辨认两孔的边界、穿过的结构，理解坐骨神经痛及其阻滞和臀部肌内注射的原理。

⑤闭孔内肌：起自闭孔膜内面，穿坐骨小孔，止于转子窝。

⑥股方肌：起自坐骨结节，止于转子间嵴。

⑦闭孔外肌：在股方肌深面，起自闭孔膜外面，止于转子窝。

2. 大腿肌　分前群、后群和内侧群（图 4-3），在大腿肌标本上观察。

（1）前群。

①缝匠肌：全身最长的肌。起自髂前上棘，止于胫骨上端内侧面。

作用：屈髋和屈膝关节，并使已屈的膝关节内旋。

②股四头肌：全身体积最大的肌。有四个头，股直肌起自髂前下棘，股内侧肌和股外侧肌分别起自股骨粗线内、外侧唇，股中间肌起于股骨体的前面；向下形成一肌腱，包绕髌骨续为髌韧带，止于胫骨粗隆。

作用：伸膝关节，屈髋关节。股四头肌中具有屈髋关节作用的是股直肌。

（2）内侧群：共5块肌，浅层自外侧向内侧有耻骨肌、长收肌、股薄肌。中层为短收肌。深层有大收肌。

内侧群肌均起自闭孔周围的耻骨支、坐骨支和坐骨结节等骨面；除股薄肌止于胫骨上端的内侧外，其他各肌都止于股骨粗线。

收肌腱裂孔：大收肌有一个腱止于股骨内上髁上方的收肌结节，此腱与股骨之间形成的裂孔称收肌腱裂孔，有股血管通过。

（3）后群。

①股二头肌：居外侧，起自坐骨结节和股骨粗线，止于腓骨头。

②半腱肌：居内侧，起自坐骨结节，止于胫骨上端内侧。

③半膜肌：居内侧，半腱肌深面，起自坐骨结节，止于胫骨内侧髁的后面。

作用：后群3块肌可以屈膝关节、伸髋关节。屈膝时股二头肌使小腿旋外，而半腱肌和半膜肌使小腿旋内。

3. 小腿肌　分为前群、后群和外侧群（图4-3）。用小腿肌标本观察。

（1）前群：由内侧向外侧排列为胫骨前肌、踇长伸肌、趾长伸肌（第三腓骨肌）。

①胫骨前肌：起自胫骨外侧面，止于内侧楔骨和第一跖骨。

②趾长伸肌：起自腓骨内侧面的上2/3和小腿骨间膜前面，向下分为4个腱，移行为趾背腱膜，止于第2～5趾中节和远节趾骨底。另外，此肌分出1个腱，止于第五跖骨底，称第三腓骨肌。

③踇长伸肌：起自腓骨内侧面，止于踇趾远节趾骨底。

（2）外侧群。

①腓骨长肌：起自腓骨外侧面上部，肌腱经外踝后方，绕至足底内侧，止于内侧楔骨和第一跖骨底。腓骨长肌腱和胫骨前肌腱共同形成"腱环"，对维持足横弓有重要作用。

②腓骨短肌：起自腓骨外侧面下部，肌腱经外踝后方，止于第五跖骨粗隆。

（3）后群。

①浅层：有1块肌，小腿三头肌，包括浅表的腓肠肌和较深的比目鱼肌。

腓肠肌内、外侧头分别起自股骨内、外侧髁的后面。比目鱼肌起自腓骨后面的上部和胫骨的比目鱼肌线，肌束向下移行为粗大的跟腱，止于跟骨。

②深层：有4块肌，腘肌在上方，另外3块肌在下方，由内侧向外侧为趾长屈肌、胫骨后肌、踇长屈肌。

腘肌：起自股骨外侧髁的外侧，止于胫骨比目鱼肌线以上的骨面。

趾长屈肌：起自胫骨后面，经内踝后方至足底，分为4个腱，止于第2～5趾的远节趾骨底。

胫骨后肌：起自胫骨、腓骨和小腿骨间膜的后面，经内踝之后到足底，止于足舟骨和内侧、中间及外侧楔骨。

踇长屈肌：起自腓骨后面，经内踝之后至足底，与趾长屈肌腱交叉，止于踇趾远节趾骨底。

4. 足肌　分为足背肌和足底肌。

足背肌：踇短伸肌和趾短伸肌。

足底肌：也分为内侧群、外侧群和中间群，但没有与拇指和小指相当的对掌肌。

（七）重要肌性标志

在活体上进行观察，确认咬肌、胸锁乳突肌、斜方肌、背阔肌、竖脊肌、胸大肌、腹直肌、三角肌、肱二头肌、肱三头肌、肱桡肌、掌长肌、桡侧腕屈肌、指伸肌腱、臀大肌、股四头肌、股二头肌、小腿三头肌等重要肌性标志。

理解：临床上常被选择为肌内注射的肌包括三角肌、臀大肌、臀中肌和股外侧肌，为什么？

四、结构辨认

请根据所学解剖学知识，写出图 4-4、图 4-5、图 4-6 中序号的名称。

结构辨认
参考答案

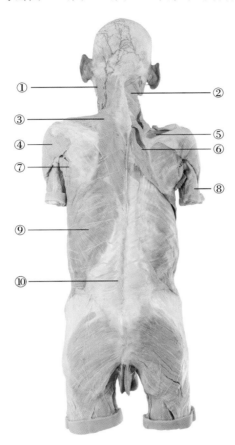

图 4-4　头肌、颈肌和躯干肌（后面观）

五、解剖绘图

请根据所学解剖学知识，绘制腹直肌鞘横断面图（弓状线以上），图中应包含并标出腹直肌鞘前、后层，腹白线，三层扁肌，腹直肌等。

六、临床案例

临床案例
参考答案

患者，女，30 岁，以右中指掌指关节活动性疼痛伴中指活动受限为主诉入院。患者于入院前 1 年出现右中指掌指关节活动性疼痛，无红肿，相继出现中指活动受限、活动时出现弹响，远端感觉正常。查体发现，右中指掌指关节掌侧扪及 0.5 cm×0.6 cm 包块，质硬，可随中指的活动而移动，稍有压痛，活动性疼痛，活动时可闻及弹响声，中指不能完全伸直。诊断：中指狭窄性腱鞘炎。

→ 解剖学分析

1.分析狭窄性腱鞘炎发生的原因。
2.从解剖学角度分析病因。

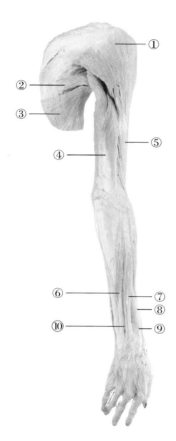

图 4-5 上肢肌(后面观)

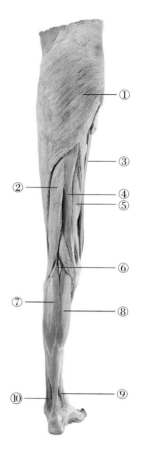

图 4-6 下肢肌(后面观)

在线答题

（大理大学 张本斯）

·内脏学·

实验五　消化系统

一、实验目标

（一）知识目标

（1）掌握消化系统的组成；牙的形态和构造；牙周组织的构成；舌的形态和黏膜特点；口腔腺（腮腺、下颌下腺和舌下腺）的位置、形态和腺管的开口部位；咽的形态、位置和分部；食管的形态、位置和3处生理性狭窄；胃的形态、位置、分部和主要毗邻；小肠的分部；十二指肠的形态、位置、分部；大肠的分部及形态学特点；直肠的形态、位置和构造；肛管的形态、肛门括约肌的分布及作用；肝的形态、位置和主要毗邻；肝外胆道的组成、胆总管与胰管的汇合和开口部位；胰的形态、位置和主要毗邻。

（2）熟悉口腔的分部及其界限；腭扁桃体的位置；乳牙和恒牙的牙式；空肠、回肠的位置和形态的区别；盲肠和阑尾的位置、形态结构及阑尾根部的体表投影；胆囊的形态、位置及胆囊底的体表投影。

（3）了解舌肌的一般分布和功能；咽淋巴环的位置及其临床意义；胃壁的构造；肝的分叶与肝段的概念。

（二）能力目标

（1）通过对消化管形态和分部的学习，综合分析胃镜检查或肠镜检查时经过的结构及相互延续部位的特点，增强学生在临床实践中的应用能力。

（2）通过学习肝外胆道的组成和胆汁的排泄途径，学会分析胆结石嵌顿在不同部位时临床表现的差异，增强学生分析临床问题的能力。

（三）素质目标

（1）通过对消化系统解剖知识的学习，增强学生开展医学科普宣传的意识和责任感，动员大众主动建立健康查体的习惯。

（2）通过对肝内管道系统的学习，激发学生进一步去探索临床上肝硬化导致门静脉高压症的手术治疗方式，逐渐培养学生的科研意识和创新思维。

二、实验材料

①大体标本（示胸腹腔脏器及腹膜）；②头颈正中矢状面标本（示咽及颌面部腮腺）；③骨盆正中矢状面标本；④舌、食管、胃（不同充盈程度的胃、切开胃壁示胃黏膜和幽门瓣的胃）、十二指肠、空肠、回肠、回盲部（示回盲瓣）、结肠、直肠和肛管的离体标本；⑤肝（肝门区部分）、胆、胰和十二指肠整套的离体标本（示胆囊、输胆管道和十二指肠大乳头）、离体整肝标本；⑥肝内各管道的铸型标本；⑦牙模型；⑧直肠模型；⑨虚拟仿真解剖系统。

Note

三、实验内容

消化系统由消化管和消化腺组成,上、下消化道的分界为十二指肠空肠曲。

(一)消化管

1. 口腔　学生之间互相观察对方的口腔,观察唇、颊、腭、舌、牙的形态;观察牙的排列方式,学习牙的命名、牙式表示方法;观察咽峡部位的形态结构;在舌的离体标本上观察舌的黏膜、乳头和舌内肌的走向;利用牙模型学习牙的形态;在头颈正中矢状面标本上观察颏舌肌,颌面部观察腮腺的位置、形态及腮腺导管。

(1)口腔的构成和分部:口腔前庭、固有口腔。

(2)舌乳头:包括丝状乳头、菌状乳头、叶状乳头、轮廓乳头,后三者有味蕾分布。

(3)颏舌肌及运动:起于下颌骨颏棘,止于舌中线两侧。两侧同时收缩,拉舌向前下方,即伸舌。单侧收缩,使舌尖伸向对侧。颏舌肌受舌下神经支配。

(4)牙:包括恒牙与乳牙;形态分部包括牙冠、牙颈、牙根;牙组织包括釉质、牙质、牙骨质、牙髓;牙周组织包括牙龈、牙槽骨、牙周膜。

(5)咽峡(口咽峡):腭垂、腭帆游离缘、两侧的腭舌弓和舌根共同围成咽峡,为口腔和咽的分界。

(6)大唾液腺导管的开口:腮腺(平对上颌第2磨牙牙冠所对的颊黏膜上)、下颌下腺(舌下阜)、舌下腺(舌下阜及舌下襞)(图5-1)。

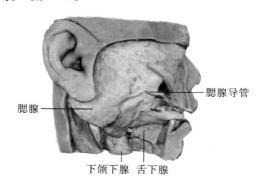

图5-1　大唾液腺(右侧面观)

2. 咽　在头颈正中矢状面标本上观察咽的位置、形态、分部及各部分的结构及交通。

(1)咽的位置和形态:咽呈上宽下窄、前后略扁的漏斗形肌性管道,长约12 cm;上起颅底,下至第6颈椎体的下缘。

(2)咽的分部和交通:以腭帆游离缘和会厌上缘平面为界分鼻咽部、口咽部和喉咽部。鼻咽部观察咽鼓管咽口和咽鼓管圆枕;向前经鼻后孔通鼻腔。口咽部观察腭扁桃体;向两侧经咽鼓管咽口通中耳鼓室,向前经咽峡通口腔。喉咽部观察梨状隐窝;向前经喉口通喉腔,向下续于食管。

咽淋巴环:由咽后壁的咽扁桃体、两侧的咽鼓管扁桃体、腭扁桃体和下方的舌扁桃体共同围成,围绕在口、鼻腔与咽腔连通处的附近,富含淋巴组织,对呼吸道和消化道具有重要的防御功能。

3. 食管　在大体标本上观察食管的位置及3个狭窄的部位;在离体食管标本上观察其黏膜的形态;食管侧位的X线片上观察食管的狭窄和黏膜。

食管是肌性管道,起自咽,下行经颈胸部,穿膈肌食管裂孔,止于胃贲门。分颈、胸和腹三部分。

食管有3处狭窄:①起始处(距中切牙15 cm);②与左主支气管交叉处(距中切牙25 cm);③穿

膈的食管裂孔处(距中切牙 40 cm)。

4. 胃 在大体标本上观察胃的位置、形态及周围毗邻结构;在离体胃的标本上观察胃的形态、分部、胃黏膜及幽门瓣;在胃的 X 线片上观察胃的不同部位的黏膜走向。

胃在中等程度充盈时,大部分位于左季肋区,小部分位于腹上区。胃分为前、后两壁,大、小两弯和出、入两口。胃通常分为贲门部、胃底、胃体和幽门部。幽门部胃大弯侧有一条不甚明显的中间沟,将幽门部分为左侧的幽门窦和右侧的幽门管。幽门窦是胃溃疡和胃癌的好发部位。胃小弯最低处的一个明显切迹,称为角切迹,为胃体与幽门部在胃小弯的分界。胃黏膜形成许多皱襞,胃小弯处的 4～5 条纵行皱襞较为恒定;在幽门形成环行皱襞,突向腔内的即幽门瓣。胃肌层发达,由外纵、中环、内斜 3 层平滑肌组成。中层的环行肌较为发达,在幽门处增厚,形成幽门括约肌,有延缓胃内容物排空和防止肠内容物逆流至胃的作用。

胃的前壁在右侧与肝左叶贴近;在左侧与膈相邻,被左肋弓所掩盖;其中间部分位于剑突下方,直接与腹前壁相贴,为临床上的触诊部位。胃的后壁与胰、横结肠、左肾上部和左肾上腺相邻,这些器官结构临床上统称为"胃床";胃底与脾和膈相邻。

5. 小肠 在大体标本上观察小肠的分部及位置;在离体肝(肝门区部分)、胆、十二指肠和胰腺的整套标本上观察十二指肠及大乳头;在离体空、回肠标本上观察二者的结构差别(管壁、黏膜、淋巴滤泡)。

十二指肠分上部(含十二指肠球)、降部、水平部和升部。十二指肠球是十二指肠上部左侧与幽门相连接处的一段肠管,肠壁较薄,黏膜面光滑,无环状襞,是十二指肠溃疡及其穿孔的好发部位。十二指肠降部的黏膜环状襞发达,其后内侧壁有一纵行皱襞,为十二指肠纵襞,其下端的圆形隆起称十二指肠大乳头,为胆总管与胰管汇合后(肝胰壶腹)的共同开口。十二指肠升部在第 3 腰椎左侧向上达第 2 腰椎左侧,急转向前下方,形成十二指肠空肠曲,随后移行为空肠。十二指肠空肠曲后壁借十二指肠悬肌连于右膈脚,该肌及包绕其下段表面的腹膜皱襞共同构成十二指肠悬韧带,又称 Treitz 韧带,是手术时确定空肠起始部的一个重要标志。

空肠约占系膜小肠的 2/5,回肠约占系膜小肠的 3/5;空肠与回肠相比,管径较粗大、管壁较厚,颜色较为红润;空肠的动脉弓级数较少,直血管较长,黏膜皱襞较回肠高而密;黏膜固有层和黏膜下组织内的淋巴滤泡分为孤立淋巴滤泡和集合淋巴滤泡,前者分散于空肠、回肠,后者多见于回肠下部。

6. 大肠 在大体标本上观察大肠的位置、形态和分部;在离体回盲部标本上观察回盲瓣和阑尾;在离体结肠标本上观察其三个特征性结构;在骨盆正中矢状面标本上观察直肠的两个弯曲;在离体直肠和肛管标本以及直肠的模型上观察其管腔内的结构。

大肠的特征性结构:结肠带、结肠袋、肠脂垂。

(1)盲肠和阑尾:见图 5-2。

回盲瓣:回盲口处肠壁内的环行肌增厚,覆盖黏膜形成上、下两个半月形的皱襞,可阻止小肠内容物过快地流入大肠,以便食物在小肠内充分消化吸收,并可防止盲肠内容物逆流到回肠。

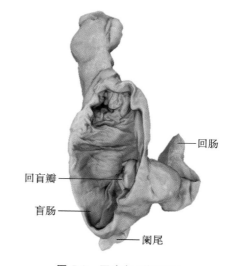

回肠

回盲瓣

盲肠

阑尾

图 5-2 回盲部(前面观)

知识拓展

急性阑尾炎

急性阑尾炎是由于阑尾(盲肠)的内部发炎而引起的急性疾病,症状主要包括转移性右下腹痛、恶心、呕吐和发热等。一旦发生急性阑尾炎,需要尽快接受治疗,否则可能会引起阑尾穿孔、腹膜炎等严重并发症,甚至危及生命。绝大多数急性阑尾炎的治疗需要进行手术切除阑尾。预防阑尾炎的最好方法是保持健康的生活方式和饮食习惯,少吃高脂、高盐、高糖等促进肠道炎症的食物,多吃含纤维的蔬菜、水果等,并保持适当的运动和清洁的卫生习惯,避免病原菌感染。

(2)结肠:分升结肠、横结肠、降结肠和乙状结肠,有结肠右曲和结肠左曲。
①结肠带:有3条,由肠壁的纵行肌增厚而成,沿大肠的纵轴排列,3条结肠带均汇集于阑尾根部。
②结肠袋:由于结肠带短而肠管长,使肠壁皱褶,呈袋状向外膨出而成。
③肠脂垂:沿结肠带两侧分布的许多小突起,由浆膜及其所包含的脂肪组织形成。
(3)直肠:其矢状面上有两个弯曲,即直肠骶曲(凸向后)、直肠会阴曲(凸向前);直肠内面有三个直肠横襞,其中,中间的最明显,位置较恒定,位于直肠右侧壁上,距肛门约 7 cm,常作为直肠镜检时的定位标志。
(4)肛管。
①齿状线:或称肛皮线,是由肛柱的下缘和肛瓣的边缘共同围成的锯齿状的环形线,为内痔与外痔、黏膜与皮肤的分界线。

齿状线上、下部所覆盖的上皮组织分别来源于内胚层和外胚层,上部为单层柱状上皮,下部为复层扁平上皮;齿状线上部血供来自直肠上、下动脉,经直肠上静脉至肝门静脉,下部血供来自肛门动脉,经肛门静脉至下腔静脉回流;上、下两部分的淋巴引流也不同,前者经肠系膜下淋巴结和髂内淋巴结引流,后者经腹股沟浅淋巴结引流;齿状线上部的神经支配来自内脏神经,痛觉不敏感,下部由躯体神经支配,痛觉敏感。

②肛梳:或称痔环,是指齿状线的下方宽约 1 cm 的环形光滑区,即在肛管内面由于肛门内括约肌紧缩而形成的略微凸起的环形带,该处皮肤轻度角化,深部有静脉丛。

③白线:即 Hilton 线,在肛梳(痔环)下缘,肛门上方 1~1.5 cm 处,在活体上可见皮肤上有浅蓝色的环形线,为肛门内、外括约肌的分界处。白线至齿状线的距离约为 1 cm。肛门指诊可触及此处有一环形浅沟,称括约肌间沟。

知识拓展

"第二大脑"

胃肠道具有独立的神经系统,称为肠神经系统,它是自主神经系统的主要部分之一,由大量位于胃肠壁内的神经元组成。肠神经系统可以自主运作,尽管可能受到交感神经和副交感神经系统的影响,但能够独立于它们而发挥作用,所以也被称为"第二大脑"。肠神经系统的神经元数量庞大,通过纤维联系将胃肠壁内的各种感受器和效应器连接在一起,可独立完成局部反射活动,从而调节胃肠运动、分泌及水和电解质的转运等。

（二）消化腺

在大体标本上观察肝、胆囊和胰的位置；在离体整肝的标本上观察肝的形态、分叶；在胆囊、肝（示肝门区部分）、胰（示胰管）和十二指肠（示大乳头）整套标本上观察胆囊、胆囊三角、肝门区结构、输胆管道的组成及开口部位，胰的形态、分部及胰管的开口部位；在肝内各管道的铸型标本上观察肝的两个管道系统。

1. 肝

（1）肝的位置：主要位于右季肋区和腹上区，小部分可达左季肋区。

（2）肝的形态和分叶：肝为不规则的楔形，可分为上、下两面和前、后、左、右缘。膈面有镰状韧带，将肝分为左、右两叶；肝的脏面借"H"形的沟将肝分为四叶：左纵沟左侧为肝左叶，左纵沟右侧为肝右叶，方叶位于肝门前方，肝圆韧带和胆囊窝之间，尾状叶位于肝门后方，静脉韧带裂和腔静脉沟之间。

肝门：在肝脏面的中部，有一条"H"形的沟，即左、右纵沟和中间的横沟，横沟即为肝门，有肝左、右管，肝固有动脉左、右支，肝门静脉左、右支以及神经和淋巴管等进出，这些进出肝门的结构称肝蒂。这些结构走行于肝十二指肠韧带内。在肝门处，肝管、肝门静脉及肝固有动脉的位置关系一般是肝左、右管在前，肝固有动脉左、右支居中，肝门静脉左、右支在后。此外，肝左、右管的汇合点最高，紧贴肝门横沟，肝门静脉的分叉点稍低，距肝门横沟稍远，而肝固有动脉的分叉点最低，一般约相当于胆囊管与肝总管汇合部的水平。

（3）肝的分段："5 裂、2 半、5 叶、8 段"，肝内有 4 套管道，形成 2 个系统。

①Glisson 系统：肝门静脉、肝固有动脉及肝管的各级分支在肝内均结伴同行，并由结缔组织鞘包裹。

肝的外形

②肝静脉系统：肝静脉系统的属支，走行于 Glisson 系统分支之间，即肝静脉主干走行于肝裂中，最后汇入下腔静脉。

2. 肝外胆道（图 5-3）

（1）胆囊：分胆囊底、体、颈、管四部分。

胆囊三角：或称 Calot 三角，由肝总管、胆囊管和肝脏面共同围成的三角形区域，胆囊动脉常行经此区，是胆囊手术中寻找胆囊动脉的标志。

（2）输胆管道及胆汁的排泄途径：肝细胞分泌的胆汁经胆小管，小叶间胆管，肝左、右管进入肝总管。在未进食时，胆汁主要经胆囊管进入胆囊内储存。进食后，胆囊内的胆汁经胆囊管、胆总管排入十二指肠。

①肝胰壶腹：又称 Vater 壶腹，胆总管斜穿十二指肠降部后内侧壁与胰管汇合，形成的略膨大处，开口于十二指肠大乳头。在肝胰壶腹周围有肝胰壶腹括约肌包绕。

②Oddi 括约肌：肝胰壶腹周围的肝胰壶腹括约肌，胆总管末端和胰管末端周围包绕的少量平滑肌，统称为 Oddi 括约肌，可根据进食调控胆汁经十二指肠大乳头排入十二指肠腔内。

3. 胰　主要消化腺之一，可分泌胰液、胰岛素和胰高血糖素等。胰位于第 1、2 腰椎水平，腹腔后上部。胰分胰头、胰颈、胰体、胰尾四部分。胰管最后与胆总管汇合成肝胰壶腹并开口于十二指肠大乳头。

（1）胰头：胰右端膨大部分，其上、下方和右侧被十二指肠包绕，胆总管在胰头后面的沟内或在胰头与十二指肠降部之间经过。

肝、胰、十二指肠、脾

（2）胰管与副胰管：胰管在胰头右缘与胆总管汇合形成肝胰壶腹，经十二指肠大乳头开口于十二指肠腔，偶尔单独开口于十二指肠腔。副胰管位于胰头上部，胰管的上方，主要引流胰头前上部的胰液，开口于十二指肠小乳头，通常与胰管相连。

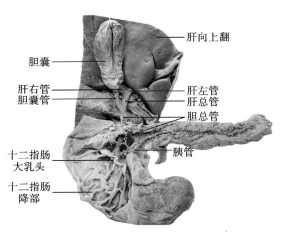

图 5-3　肝外胆道（前面观）

其中标注：肝向上翻、胆囊、肝右管、胆囊管、肝左管、肝总管、胆总管、胰管、十二指肠大乳头、十二指肠降部

（三）部分内脏器官的体表定位

1. 阑尾根部的体表投影

（1）McBurney 点（麦氏点）：脐与右髂前上棘连线的中、外 1/3 交点处。

（2）Lanz 点（兰氏点）：左、右髂前上棘连线的中、右 1/3 交点处。

2. 胆囊底的体表投影　右锁骨中线与右肋弓的交点附近。

四、结构辨认

图 5-4 为咽和喉的正中矢状面图，请根据所学解剖学知识，对图中的结构名称进行标注。

结构辨认
参考答案

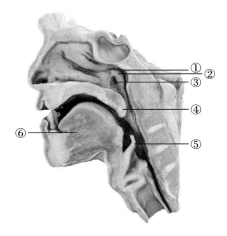

图 5-4　咽和喉的正中矢状面

五、解剖绘图

请根据所学解剖学知识，绘制肝脏面的简图，图中应包含并标注胆囊、划分肝叶的标志性结构、肝叶及肝门区结构。

六、临床案例

患者，男，25 岁，一名建筑工人，在工地被摆动的横梁击中上腹后，送进了急诊室。查体发现明显的右上腹部压痛，生命体征和检查结果与轻度失血性休克一致。静脉输液后生命体征稳定。胸部 X 线片未见异常。腹膜灌洗同样为阴性。外部未发现出血迹象。CT 扫描显示肝深部有明显的血肿,小肠也有大量出血。决定进行手术。初步检查显示胃和小肠无外伤。

解剖学分析

1.出血的原因可能是什么?
2.从解剖学的角度解释血液是如何进入小肠的。

在线答题

（北京大学　栾丽菊）

实验六　呼吸系统、胸膜、纵隔

一、实验目标

（一）知识目标

（1）掌握呼吸系统的组成和主要功能，上、下呼吸道的概念；鼻腔分部及形态结构，鼻旁窦位置、开口，上颌窦的形态特点；喉的位置，喉软骨的名称、体表投影，喉腔的形态和分部；气管的位置和构造特点，左、右主支气管的特点；肺的位置、形态、分叶；胸膜、胸膜腔的概念，胸膜分部和肋膈隐窝的位置。

（2）熟悉纵隔的概念、分部及主要内容。

（3）了解外鼻的形态结构；喉腔的分部及功能；肺段的概念，肺和胸膜的体表投影。

（二）能力目标

（1）通过学习呼吸系统知识点，结合上、下呼吸道及肺疾病的特征，分析上呼吸道感染与间质性肺炎可能出现的病理改变及症状，培养学生的临床思维能力。

（2）通过学习胸膜、胸膜腔和胸腔的概念，体会医学知识的严谨性，提高学生的知识辨析能力。

（三）素质目标

（1）通过对肺等呼吸器官的观察，学习环境污染的影响和吸烟的危害，倡导绿色出行、节能减排，激发学生对环境保护的重视并远离吸烟等不良嗜好，养成良好的生活习惯。

（2）通过对肺癌疾病的学习，提高学生对恶性肿瘤发病机制与防治的认识，激发对医学前沿的探索和科研创新的动力。

二、实验材料

①暴露胸腔内结构的人体标本；②头颈正中矢状面标本与模型；③鼻旁窦及其开口的标本与模型；④喉软骨及其连结的标本与模型；⑤喉腔结构及喉肌模型；⑥气管杈及气管隆嵴模型；⑦离体双侧肺标本与模型；⑧肺段铸型标本与模型；⑨虚拟仿真解剖系统。

三、实验内容

（一）呼吸道

呼吸系统由呼吸道和肺两部分组成。呼吸道包括鼻、咽、喉、气管和支气管。临床通常将鼻、咽、喉称为上呼吸道，而气管、支气管（主支气管及肺内各级支气管）称为下呼吸道。因胸膜和纵隔与呼吸系统有着密切关系，也纳入呼吸系统进行介绍。

1. 鼻　鼻既为呼吸道的起始部，又是嗅觉器官，包括外鼻、鼻腔和鼻旁窦三部分。

（1）外鼻：位于面部中份，上部较窄，为鼻根，向下前延续为隆起的鼻背，下端突出部分称鼻尖，两侧鼻翼略呈弧状隆突。

（2）鼻腔：在头颈正中矢状面标本与模型上观察，鼻腔由骨和软骨作为支架，覆以黏膜或皮肤，并被位于正中矢状面的鼻中隔分隔为左、右两腔。向前下借鼻孔与外界相通，向后经鼻后孔通咽的鼻部，每侧鼻腔又可分为前下部被鼻翼和鼻尖所包围的鼻前庭以及后部的固有鼻腔。鼻前庭的内面是生有鼻毛的皮肤。其上后有一呈弧形的隆起的鼻阈，是鼻前庭和固有鼻腔的分界处。

固有鼻腔有上、下、内侧及外侧四壁，其上壁由鼻骨、额骨、筛骨、筛板及蝶骨体覆以黏膜构成，下壁即硬腭，内侧壁为鼻中隔。在保留鼻中隔的头颈正中矢状面标本与模型上可以观察到，鼻中隔的前上部由筛骨垂直板构成，后下部为犁骨，前下部是鼻中隔软骨。在切除鼻中隔的头颈正中矢状面标本与模型上观察鼻腔的外侧壁，鼻腔外侧壁（图 6-1）可见到大小不等突向鼻腔的 3 条隆起，从上至下依次为上鼻甲、中鼻甲、下鼻甲。每一鼻甲下方均有一条裂隙，分别称为上鼻道、中鼻道、下鼻道。在上鼻甲上方可能还有一个小的最上鼻甲，与上鼻甲之间的小隙则为最上鼻道。上鼻甲或最上鼻甲的后上方与鼻腔顶之间有一个凹陷，称蝶筛隐窝。在切除中鼻甲的标本或模型上观察，中鼻道中部可见一个凹向上呈弧形裂隙的半月裂孔，其前端有通向上前方的漏斗形管道，称筛漏斗，裂孔上方有一圆形隆起的筛泡。

鼻腔的黏膜包括嗅部和呼吸部两部分。嗅部黏膜内含嗅细胞，位于上鼻甲内侧面以及相对应的鼻中隔部分，活体略呈苍白色或淡黄色；呼吸部黏膜覆于其余部分并与各鼻旁窦黏膜相延续，活体呈淡红色。

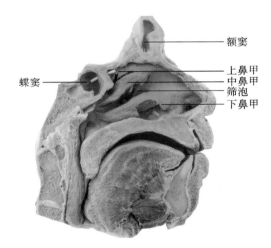

图 6-1　鼻腔外侧壁

（3）鼻旁窦：由骨性鼻旁窦衬以黏膜而形成，又称副鼻窦，包括蝶窦、额窦、筛窦、上颌窦。

先在颅骨正中矢状面标本上复习各骨性鼻旁窦的位置。蝶窦位于蝶骨体内；额窦位于眉弓深面；上颌窦位于上颌体内；筛窦位于鼻腔与眶之间的筛骨迷路内。一侧筛骨迷路含有大小不等的若干个小空腔，称筛小房。筛小房按其位置可分为前、中、后三群，统称为筛窦。

在切除鼻中隔及鼻甲的头颈正中矢状面标本与模型上观察各鼻旁窦的位置与开口。额骨剖面处可见额窦，开口于中鼻道；蝶骨体剖面处可见向前开口于蝶筛隐窝的蝶窦；额窦开口于中鼻道的筛漏斗；上颌窦开口于中鼻道的半月裂孔的后部，其开口位于窦腔的上部。筛窦前小房开口于筛漏斗，中小房开口于中鼻道筛泡的上侧，后小房开口于上鼻道。

2. 咽　见消化系统。

3. 喉　在头颈正中矢状面标本的颈前部中部，舌根与气管之间找到会厌和环状软骨断面，会厌的上缘是喉的最高处，与第 3 颈椎相平，环状软骨下缘（约平第 6 颈椎下缘）即为喉的下界。二者间可见咽腔喉部前方的喉。喉内的空腔称喉腔，向上经喉口通咽腔喉部，向下通气管。喉以软骨为支架，各软骨借关节、韧带及纤维膜相连结，软骨上附有喉肌，喉的内面衬以黏膜。

（1）喉软骨：在喉软骨标本和喉支架模型上分别辨认舌骨、甲状软骨、环状软骨、杓状软骨等。

知识拓展

慢性鼻窦炎

慢性鼻窦炎是耳鼻咽喉头颈外科的常见病,是一种高度异质性疾病。其发病与解剖结构、遗传及环境等多种因素有关。由窦口鼻道复合体解剖变异导致的通气和引流功能障碍可促进慢性鼻窦炎的发病,这些解剖变异主要包括严重的鼻中隔高位偏曲压迫中鼻甲、过度发育的泡状中鼻甲,以及鼻甲肥大、钩突移位或尾端肥大等。

①甲状软骨:左、右两个在颈前略以直角相结合的四方形软骨板,为喉软骨中最大的一个。两板结合处的前角上缘向前突出于体表,称喉结,是男性副性征之一,女性和未成年男性的喉结不太明显,成年男性则尤为明显。喉结是一个重要的体表标志,可在颈部摸到。前角上缘两板间的凹陷称甲状软骨上切迹。甲状软骨两板后缘游离,向上向下各伸出一长突起,分别称上角和下角。

②环状软骨:位于甲状软骨下方,构成喉的底座。其前部略低且狭窄,称环状软骨弓,后部既高又宽,称环状软骨板。它是喉软骨中唯一完整的环形软骨,对保持喉腔通畅具有重要作用。

③杓状软骨:位于环状软骨板的上方,一对,为尖朝上、底朝下的三棱锥体形。其底向前方伸出的突起有声韧带附着,称声带突,外侧较钝的突起有喉肌附着,称肌突。

④会厌软骨:会厌的支架,呈树叶状,其下端狭细的颈附于甲状软骨前角的内面。

(2)喉连结:喉软骨之间以及喉软骨与舌骨、第一气管软骨之间,借关节、韧带和膜进行连结。在喉支架模型上可观察到。

①环甲关节:由甲状软骨的一对下角与环状软骨侧方关节面连结而成,属联动关节。甲状软骨可沿两侧环甲关节的冠状轴做前倾和复位运动。当甲状软骨前倾时,其前角与杓状软骨声带突之间的距离增大。甲状软骨复位时,上述距离缩小。

②环杓关节:由左、右杓状软骨底部与环状软骨板上缘关节面构成。杓状软骨可沿该关节的垂直轴做旋转运动,使杓状软骨声带突转向内侧或外侧。此关节还可沿环状软骨板上缘,向两侧做一定程度的滑动,如双侧杓状软骨向内侧滑动,则两杓状软骨的声带突互相靠近,反之则远离。

③弹性圆锥:环状软骨弓上缘向上的一片膜性结构,其下部较大,上部较小。弹性圆锥上缘游离增厚,形成声韧带,其前端附于甲状软骨前角内面,后端附于杓状软骨声带突。弹性圆锥的前部中份增厚,形成环甲正中韧带。人体前正中线位于环状软骨弓和甲状软骨下缘之间,即环甲正中韧带所在位置。

④在舌骨和甲状软骨上缘之间,是一片结缔组织膜,称甲状舌骨膜。连于环状软骨下缘与第一气管软骨之间的薄膜为环状软骨气管韧带。

(3)喉腔:见图6-2。

在头颈正中矢状面标本和游离喉的标本上观察。会厌软骨表面附着黏膜形成会厌,其上缘向后下延伸的皱襞称杓状会厌襞,其外侧的凹陷是梨状隐窝。杓状会厌襞的后端深部有杓状软骨。双侧杓状软骨之间的凹陷称杓间切迹。会厌上缘、双侧杓状会厌襞、杓间切迹共同围成喉腔的上口,即喉口。向下通喉腔,在喉腔中部的侧壁可观察到两条呈前后方向的皱襞,上方是前庭襞,下方是声襞。前庭襞的外侧深面有前庭韧带。前庭襞左右各一,两侧前庭襞之间的裂隙称前庭裂。声襞的外侧深面是声韧带,左右各一,两侧声襞和杓状软骨底部之间的裂隙称声门裂,是喉腔最狭窄处。声门裂前 3/5 位于两声襞间的为膜间部,后 2/5 位于两侧杓状软骨间的为软骨间部。同侧前庭襞与声襞之间向外延伸的隐窝为喉室。喉腔可分为三部:从喉口到前庭裂的一段喉腔,称喉前庭;从前庭裂至声门裂的一段喉腔,包括喉室,称喉中间腔;从声门裂到环状软骨下缘的一段喉腔,称声门下腔。

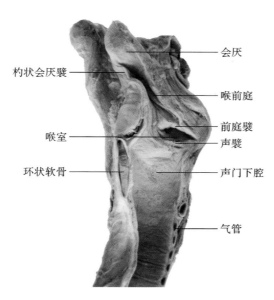

会厌

杓状会厌襞

喉前庭

前庭襞

喉室

声襞

环状软骨

声门下腔

气管

图 6-2 喉腔(矢状面观)

4. 气管和支气管 在离体气管、主支气管标本上观察。气管壁由十几个气管软骨和软骨之间的组织构成。气管软骨呈"C"形,后部缺如处由平滑肌和结缔组织封闭,称为膜壁。取头颈正中矢状面标本观察。气管位于食管的前方,其上端约与第 6 颈椎下缘相平,与喉相接。气管的上段位于颈部,下段位于胸腔内,其下端在胸骨角水平,平对第 4、5 胸椎之间的高度,分为左、右主支气管,分叉处称气管杈。气管杈内面形成一个呈矢状位向上凸出的半月形隆起,称气管隆嵴。取离体肺连有气管杈的标本,从气管腔上方观察,可见气管隆嵴。

往下观察左、右主支气管,可见右主支气管短而粗,左主支气管长而细。它们与气管中轴向下延长线的夹角,左侧大于右侧,即右主支气管较为陡直,而左主支气管较为倾斜,故气管异物较易落入右主支气管。

(二)肺

1. 位置 在暴露胸腔内结构的人体标本上观察。肺位于胸腔内,纵隔两侧,膈的上方,左右各一。

2. 形态 取离体肺标本观察。两侧肺都近似半圆锥形,有一尖一底、两面和三缘。肺尖朝上,肺底朝下。肺底与膈相贴,故又称膈面。内侧面有支气管和血管断面,朝向纵隔,故又称纵隔面,支气管、血管和神经出入肺的部位称肺门。出入肺门的结构由结缔组织包裹,称肺根。外侧面较隆凸,朝向胸腔壁内面,与肋贴近,又称肋面。肺的前缘较薄,后缘圆钝。前缘和后缘是肋面和内侧面的前、后分界线。肺的下缘是肋面和膈面的交界处,较锐利(图 6-3)。

3. 分叶 取游离肺观察,区分是左肺还是右肺。左肺的肋面可见一条从后上斜向前下的裂隙,为斜裂,又称叶间裂。它将左肺分为上下两叶。上叶位于前上方,下叶位于后下方。左肺前缘的下部有一较大缺口,称心切迹。其下方有一向前下的舌状突出部,称左肺小舌。右肺肋面,除斜裂外,还有一条从斜裂中部附近向前内侧延伸的裂隙,称水平裂,又称右肺副裂。此二裂将右肺分为上、中、下三叶。上叶位于前上方,中叶位于前下方,下叶位于后下方。右肺前缘较直,无切迹。

取支气管在肺内分支的标本观察。左、右主支气管在进入肺之前,发出分支进入各肺叶,称肺叶支气管。左肺二叶有两个肺叶支气管,分别称为左肺上叶支气管和左肺下叶支气管。右肺三叶有右肺上叶支气管、右肺中叶支气管和右肺下叶支气管。肺叶支气管再分支,则称为肺段支气管。

呼吸系统
全貌

Note

每一肺段支气管及其分支和它所属的肺组织构成一个支气管肺段,简称肺段。左右肺各有 10 个肺段。

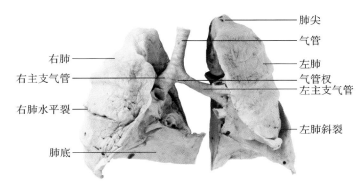

图 6-3 支气管、肺(前面观)

肺的形态

知识拓展

肺癌

　　肺癌是原发性支气管肺癌的简称,是指起源于支气管黏膜或腺体的恶性肿瘤。肺癌是一个世界性难题,是恶性肿瘤中的头号杀手,列于十大恶性肿瘤之首。在我国,肺癌发病率在男性癌症中位列首位,女性中位列次位,而死亡率不管男性和女性则均位列首位。肺癌的病因至今尚不完全明确。大量资料表明,长期大量吸烟与肺癌的发生有非常密切的关系,开始吸烟的年龄越小则患肺癌的概率越高。此外,吸烟不仅直接影响本人的身体健康,还对周围人群的健康产生不良影响,导致被动吸烟者肺癌发病率明显增加。大气污染和烟尘中含有的致癌物质也与肺癌的发病有关,因此要不断加强环境卫生治理工作。

(三)胸膜

1. 胸膜　胸膜是覆于左、右两肺表面及胸壁内面、纵隔侧面和膈上面的浆膜。覆于肺表面的胸膜称脏胸膜,又称肺胸膜。其他部分的胸膜称为壁胸膜,按其所在位置不同可分为四部分,分别为覆于胸壁内面的肋胸膜、膈上面的膈胸膜、纵隔左右侧面的纵隔胸膜,以及由肋胸膜和纵隔胸膜向上延伸,经胸廓上口突入颈根部呈穹隆状的胸膜顶。取离体肺标本观察。由于覆有一层脏胸膜,肺的表面光滑。脏胸膜不仅紧贴于肺实质的表面,还深入肺裂内。在暴露胸腔内结构的人体标本上,用手从肋胸膜切口伸进去,将肺的前缘推向外侧,可见脏胸膜与纵隔胸膜在肺根处直接延续。在肺根下方,可见由双层胸膜构成的一狭长的胸膜皱襞,连于肺内侧面与纵隔侧面之间呈冠状位的肺韧带,这是肺手术的标志性结构。

2. 胸膜腔　同侧壁胸膜各部间互相移行,脏胸膜和壁胸膜在肺根处相互延续,在左、右两肺与胸壁之间分别形成一个完全封闭的胸膜腔。继续在暴露胸腔内结构的人体标本上观察。翻开胸前壁,可看到一层薄膜松松地盖于胸壁内面,即为壁胸膜,其与紧贴于肺表面的光滑的脏胸膜之间的间隙就是胸膜腔。由此可见,肺组织并不在胸膜腔内,而位于胸膜腔外。在平静呼吸时,脏胸膜与壁胸膜的大部分紧密接触,胸膜腔是一潜在性腔隙,内呈负压,仅有少量起润滑作用的浆液。

3. 胸膜隐窝　在壁胸膜各部移行转折处的某些部位,即使是在深吸气、肺扩张时,肺缘仍不能伸入其内而与壁胸膜接触,故此处始终保留一定的由壁胸膜围成的间隙,称胸膜隐窝或胸膜窦,属于胸膜腔的一部分。

在暴露胸腔内结构的人体标本上,看清肋胸膜与纵隔胸膜在前方的交界线,以及肋胸膜与膈胸膜的交界线。观察肺的下缘。肺的下缘并非达到肋胸膜及膈胸膜的交界线,肋胸膜和膈胸膜之间的间隙,称肋膈隐窝。可用手探查肋膈隐窝,它是最大的胸膜隐窝,是胸膜腔位置最低的部位。此外,在左肺心切迹处,左侧肋胸膜与纵隔胸膜反折处也有一个胸膜隐窝,为肋纵隔隐窝。

（四）纵隔

1. 位置 纵隔位于胸腔内,两肺之间,是左、右纵隔胸膜间的全部器官、结构与结缔组织的总称。胸骨为前界,脊柱胸段为后界,两侧为纵隔胸膜,向上达胸廓上口,向下至膈。纵隔大致上呈矢状位而下部略偏左。

2. 分区 在去除肺暴露胸腔内结构的人体标本上观察。纵隔被人为地划分为几个部分。通常以胸骨角与第 4、5 胸椎间盘相平的平面,将其分为上纵隔和下纵隔。下纵隔以心包为界分为前、中、后三部,即胸骨与心包前面之间的为前纵隔,心包后面与脊柱胸段之间的为后纵隔,心包、心脏及其相连大血管根部的为中纵隔。前面已学过气管位于上纵隔内,左、右主支气管位于后纵隔内。

四、结构辨认

请根据所学解剖学知识,写出图 6-4 中各序号的名称。

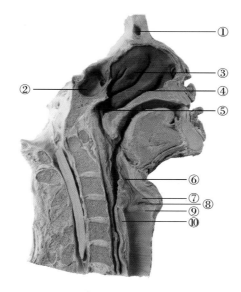

图 6-4 头颈部正中矢状面(左侧)

结构辨认

参考答案

五、解剖绘图

请根据所学解剖学知识,绘制肺的形态和分叶。

六、临床案例

患儿,男,10 岁,早餐时突发咳嗽、呼吸急促,其母亲认为有东西卡在孩子的喉咙里,就让孩子伏在自己手臂上捶打其背部,事后孩子情况缓解。但不久孩子又开始咳嗽,呼吸困难而入院。查体发现:右胸活动减少,右肺呼吸音减弱。叩诊右肺,叩诊音较实。X 线检查示右肺中叶和下叶过度充气,纵隔左移,呼吸运动减弱。支气管镜检发现右肺中叶支气管内有异物,经检查异物为花生米。临床诊断:右主支气管异物阻塞。

临床案例

参考答案

Note

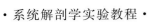

解剖学分析

　　1.呼吸道由哪些部分组成?

　　2.为什么异物易落入右主支气管?

在线答题

（南华大学　谢巍）

实验七　泌尿系统

一、实验目标

（一）知识目标

（1）掌握泌尿系统的组成；肾的位置、形态；肾被膜的构成；输尿管的形态、位置、行程和分段；女性输尿管盆段的重要毗邻；膀胱的位置、形态、分部；膀胱三角的构成、特点和临床意义；女性尿道的特点及开口位置。

（2）熟悉泌尿系统组成部分的主要作用；输尿管狭窄部位的临床意义。

（3）了解肾段概念。

（二）能力目标

（1）通过对肾冠状面、膀胱三角等结构的观察，培养学生对人体精细结构的敏锐观察能力和辨别能力。

（2）以肾结石、尿潴留等泌尿系统常见疾病为例，结合泌尿系统的结构特点，把解剖结构的特点贯彻到临床问题中，培养学生的临床思维能力。

（三）素质目标

（1）通过对尿液生成、储存、排放结构和途径的理解，促使学生将结构与功能结合起来进行学习，培养学生结构与功能相适应的辩证统一观念。

（2）通过肾功能衰竭和肾移植案例，拓展对器官捐献的认识，弘扬捐献者无私奉献、遗爱人间的大爱精神，培养学生献身医学的职业精神。

二、实验材料

①整体腹后壁标本；②男、女性盆腔标本；③男、女性盆腔正中矢状面标本与模型；④男性肾、输尿管和膀胱相连的游离标本与模型；⑤肾冠状面标本与模型；⑥切开膀胱上壁标本；⑦虚拟仿真解剖系统。

三、实验内容

（一）泌尿系统的组成

在腹后壁、游离泌尿系统标本和模型上观察泌尿系统的组成。检查肾、输尿管、膀胱及男性和女性尿道。结合尿液的生成和排放，理解肾产生的尿液，经肾盂流向输尿管，再进入膀胱储存，最后从尿道排出的过程。

（二）肾

1. 位置　在整体腹后壁标本和模型上原位观察肾的位置（图 7-1）。肾为腹膜后位器官，位于脊柱两侧，紧贴腹后壁。两肾上端距离脊柱较近，下端距离脊柱较远，排列近似一个"八"字形。两肾的高度略不同，左肾上端与第 11 胸椎下缘相平，下端与第 2 腰椎下缘相平，右肾较左肾低半个椎体。第 12 肋与竖脊肌外侧缘所形成的夹角,在临床上称为肾区。学生可在标本上触摸肾后面的肋骨,判断其是否是第 12 肋,是位于肾脏的上部还是中部后面? 同时可以触摸其他同学肾区的位置。

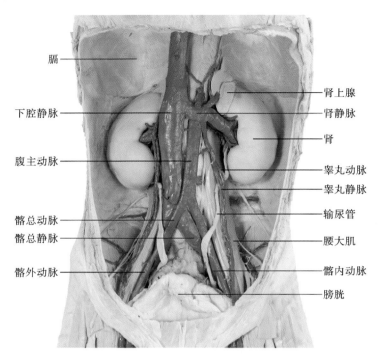

膈
下腔静脉
腹主动脉
髂总动脉
髂总静脉
髂外动脉

肾上腺
肾静脉
肾
睾丸动脉
睾丸静脉
输尿管
腰大肌
髂内动脉
膀胱

图 7-1　肾的位置

2. 被膜　在腹后壁矢状面和经肾门横断面的标本上,观察肾周围的被膜。由外向内依次为肾筋膜、肾脂肪囊和肾纤维囊。肾筋膜位于最表面,在肾脂肪囊外面,同时包裹肾和肾上腺。结合虚拟仿真解剖系统,观察肾筋膜。在肾前方的为肾前筋膜,肾后方的为肾后筋膜;肾前、后筋膜在肾上方和肾外侧缘融合在一起,在肾下方则互相分开。肾脂肪囊在肾纤维囊和肾筋膜之间,因为含有脂肪组织,所以呈黄色。取游离肾的标本,观察紧贴在肾表面的膜性结构,该膜性结构为肾纤维囊,与肾实质易分离。

3. 外形　在游离肾标本上观察。肾外形似蚕豆,分上、下两端,前、后两面,内、外侧两缘(图 7-1)。其内侧缘中部凹陷处为肾门,有肾血管、神经、淋巴管及肾盂等出入,这些结构被结缔组织包裹成肾蒂。在带有肾蒂的标本和模型上观察和辨别肾蒂中各结构的位置关系:自前向后依次为肾静脉、肾动脉和肾盂;自上向下依次为肾动脉、肾静脉和肾盂。需要明确肾静脉、肾动脉和肾盂三大结构的形态特点和位置关系。肾纤维囊从肾门进入肾窦,肾窦是由肾门深入肾实质的凹陷,被肾血管、肾小盏、肾大盏、肾盂和脂肪等占据。肾门是肾窦的开口,肾窦是肾门的延续。

　知识拓展

肾移植

　　肾移植是指将健康者的肾脏移植给有肾脏病变并丧失肾功能的患者。因其供肾来源不同分为自体肾移植、同种异体肾移植和异种肾移植。明确肾蒂的形态学特点和位置关系并成功实现解剖分离,是肾移植的关键步骤。人体有左右两个肾,通常一个肾就可以支持正常的代谢需求,当双侧肾功能均丧失时,肾移植是有效的治疗方法。相比于常规的药物治疗,肾移植的优势在于可以满足患者生存的需要,为患者带来生的希望。

4. 构造　在肾的冠状面标本和模型上观察,由于标本经过福尔马林固定,所以已经失去活体的颜色。肾实质分为表层的肾皮质及深部的肾髓质(图 7-2)。肾皮质新鲜时呈红褐色,约占肾实质厚度的 1/3。肾髓质的颜色为淡红色,位于肾实质的深部,由圆锥形的肾锥体组成,在肾锥体之间有一些由肾皮质伸入肾锥体之间的柱形结构,称肾柱。肾锥体底朝向肾皮质,尖朝向肾窦,2～3个肾锥体尖端合并为肾乳头。肾乳头的周围为膜状的小管,即肾小盏,相邻的 2～3 个肾小盏合成一个肾大盏,2～3 个肾大盏合成肾盂。肾盂出肾门后逐渐变细并移行为输尿管。

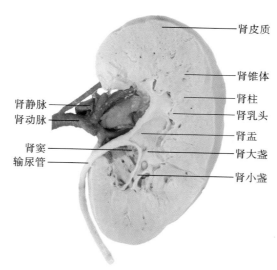

图 7-2　右肾的冠状面(后面观)

(三)输尿管

在整体腹后壁标本和模型上观察输尿管的位置及行程(图 7-1)。输尿管上端起于肾盂,下端终于膀胱。输尿管按照行程可分为位于腹腔的输尿管腹部、位于盆腔的输尿管盆部和穿膀胱壁的输尿管壁内部。输尿管的起始处位于肾盂和输尿管的移行处,输尿管腹部和盆部的交界处是输尿管跨越小骨盆入口的髂血管处,输尿管壁内部位于膀胱壁内。观察输尿管的粗细是否均匀,寻找输尿管的狭窄处。输尿管全程有 3 个生理性狭窄:第 1 个狭窄位于起始部(即输尿管与肾盂移行处);第 2 个狭窄为输尿管跨越小骨盆入口的髂血管处(注意左右不同:左侧跨越髂总动脉末端,右侧跨越髂外动脉起始处);第 3 个狭窄是膀胱壁内部(即末段)。输尿管的生理性狭窄是结石容易嵌顿之处。注意在女性盆腔完整或正中矢状面标本上观察输尿管与子宫动脉的位置关系,在靠近子宫颈处,两者位置较为接近,子宫动脉由外向内走行于输尿管的前方,而输尿管从后向前走行于子宫动脉的下方,它们的位置关系可用"桥下流水"(即输尿管在下方)来辅助记忆。

(四)膀胱

1. 位置　在完整的盆腔标本以及盆腔正中矢状面标本上观察膀胱的位置(男、女性标本均可),首先注意分清楚前后(图 7-3、图 7-4)。小骨盆前方为耻骨或耻骨联合,后方为骶尾骨(可借助直肠定位,直肠位于小骨盆后方、骶尾骨前面)。膀胱位于小骨盆的前部,耻骨联合的后方,直肠的前方,女性标本则位于子宫的前方。结合虚拟仿真解剖系统理解当膀胱充盈尿液,体积发生变化时,其尖部和体部位置的变化。膀胱空虚时,膀胱尖不超过耻骨联合上缘,膀胱充盈时膀胱尖高出耻骨联合上缘。当膀胱充盈时,膀胱上面的腹膜随之上移。临床上在耻骨联合上方,经腹前壁进行膀胱穿刺或膀胱手术,可避免损伤腹膜。

2. 形态　注意在描述膀胱的形态时,是指空虚的膀胱。在游离标本上观察,膀胱空虚时为锥体形,分膀胱尖、膀胱体、膀胱底、膀胱颈(图 7-3、图 7-4、图 7-5)。膀胱尖朝向前上方;膀胱底朝向

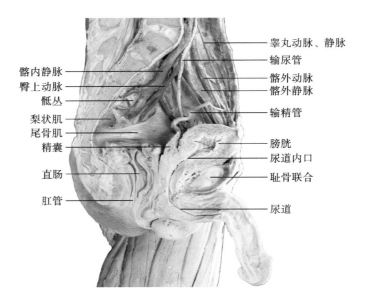

睾丸动脉、静脉
输尿管
髂内静脉
臀上动脉
骶丛
梨状肌
尾骨肌
精囊
直肠
肛管
髂外动脉
髂外静脉
输精管
膀胱
尿道内口
耻骨联合
尿道

图 7-3　膀胱的位置（男性盆腔正中矢状面）

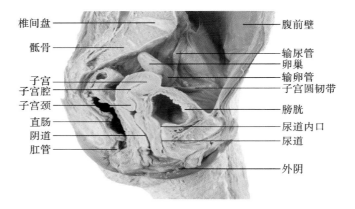

椎间盘
骶骨
子宫
子宫腔
子宫颈
直肠
阴道
肛管
腹前壁
输尿管
卵巢
输卵管
子宫圆韧带
膀胱
尿道内口
尿道
外阴

图 7-4　膀胱的位置（女性盆腔正中矢状面）

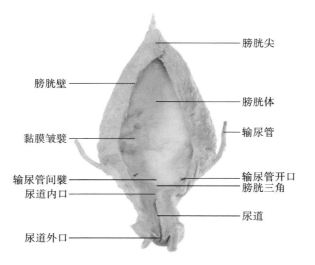

膀胱尖
膀胱壁
膀胱体
输尿管
黏膜皱襞
输尿管间襞
尿道内口
输尿管开口
膀胱三角
尿道
尿道外口

图 7-5　膀胱的内面观（女性）

后下方,似三角形。膀胱尖与膀胱底之间的大部分为膀胱体。膀胱下部与前列腺相邻处变狭窄,此处为膀胱颈。在切开膀胱上壁的游离膀胱标本上,打开膀胱上壁,可见空虚膀胱,其黏膜形成大量的皱襞,如果是充盈的膀胱,则黏膜较为光滑(图7-5)。膀胱三角是指两个输尿管开口和尿道内口之间三角形区域,光滑无黏膜皱襞,黏膜的颜色较淡。两输尿管开口之间为输尿管间襞。膀胱三角处为炎症、结核和肿瘤的好发部位,是临床膀胱镜检的重点部位,而输尿管间襞可以帮助寻找输尿管的开口。

知识拓展

膀胱穿刺术

膀胱穿刺术适用于不能留置导尿管或者留置导尿管失败的尿潴留患者,是一种泌尿外科的有创操作,可缓解患者尿潴留的症状。在体内,膀胱的位置随其排空和充盈状态而发生变化:排空时,膀胱尖一般不超过耻骨联合上缘;充盈时,膀胱底和膀胱体逐渐向腹腔突出,往往超过耻骨联合平面,此时在耻骨联合上方进行膀胱穿刺或膀胱手术,可避免损伤腹膜,也可避免造成腹膜腔内感染。实施膀胱穿刺术时,一般选择将耻骨上2 cm左右的位置作为穿刺点,在B超的监视下进行穿刺,以免在穿刺过程中误伤腹腔的其他组织,比如肠管或者血管等。

(五)尿道

本实验课主要观察女性尿道,并将其与男性尿道做比较,理解各自的结构特点。取女性盆腔正中矢状面标本,在阴道的前方寻找尿道,女性尿道的特点可用3个字概括:短、直、宽(图7-5)。平均长3~5 cm,直径约0.6 cm,上起自尿道内口,下为尿道外口,开口于阴道前庭,位于阴道口的前方。理解女性尿道口与阴道口的位置关系,以及导尿时如何寻找尿道口,以防导尿时误把导尿管插入阴道。

四、结构辨认

图7-6为右肾的冠状面,请根据所学的解剖学知识,写出图中序号的名称。

结构辨认

参考答案

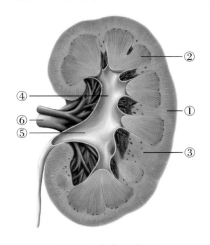

图7-6　右肾冠状面

五、解剖绘图

请根据所学的解剖学知识,绘制左、右肾蒂的横断面,以显示肾蒂内结构的空间位置关系。图中应包含并标出肾静脉、肾动脉和肾盂。

六、临床案例

临床案例
参考答案

患者,男,47 岁,1 年前体检发现肾结石,主诉运动时左腰部阵发性疼痛 5 小时。疼痛向同侧下腹部、会阴和大腿内侧放射。伴尿痛,尿色微红,恶心,无呕吐,食欲缺乏,眠差。尿常规:红细胞每个高倍视野下 30～40 个,白细胞每个高倍视野下 3～5 个。腹部 X 线检查:小骨盆腔左侧高密度影。腹部 B 超:左肾结石伴积水,左输尿管结石伴扩张。诊断:左输尿管结石。

解剖学分析

1.输尿管的 3 个狭窄的位置在哪里? 本病例中结石最有可能嵌顿在左侧输尿管的哪个狭窄?

2.为什么疼痛会向下腹部、会阴和大腿内侧放射?

3.如果结石进入膀胱,可能嵌顿在下尿道的什么部位? 为什么?

在线答题

（暨南大学　郭国庆）

实验八　男性生殖系统

一、实验目标

(一)知识目标

(1)掌握男性生殖系统的分部及各部包括的器官;睾丸与附睾的形态和位置;输精管的形态、分部和主要行程,精索的组成和位置;前列腺的形态、位置和主要毗邻;阴茎的分部及构成;男性尿道的分部和各部形态结构特点,3 个狭窄、3 个扩大以及 2 个弯曲。

(2)熟悉精囊的形态和位置;射精管的构成、行程与开口。

(3)了解睾丸和附睾的结构;前列腺的分叶、被膜及年龄变化;尿道球腺的位置和腺管的开口;阴囊的形态和构造;阴茎海绵体和尿道海绵体的构造,阴茎皮肤的特点。

(二)能力目标

(1)通过对男、女性生殖系统的比较学习,提高学生对两性结构异同的认识及思辨能力。

(2)通过对人体解剖学知识点与男性生殖相关临床疾病相结合的认识,逐渐培养学生的临床思维能力。

(三)素质目标

(1)通过对男性生殖器的学习及相关疾病的认识,提高学生防范性病传播的意识,增强学生的社会责任感。

(2)通过对前列腺增生的外科治疗新方法的了解,逐步培养学生的技术创新意识。

二、实验材料

①男性生殖器标本;②睾丸矢状面标本;③膀胱、男性尿道剖开标本;④男性盆腔正中矢状面标本;⑤阴茎中部水平面标本;⑥男性泌尿生殖道模型;⑦男性盆腔正中矢状面模型;⑧虚拟仿真解剖系统等。

三、实验内容

男性生殖系统分内生殖器和外生殖器。内生殖器包括生殖腺(睾丸)、输精管道(附睾、输精管、射精管、尿道)和附属腺(前列腺、精囊、尿道球腺)等;外生殖器包括阴囊和阴茎等(图 8-1)。

(一)内生殖器

1.睾丸　位于阴囊内,可分为内、外侧两面,上、下两端和前、后两缘,表面有睾丸白膜包裹(图 8-2)。在睾丸矢状面标本上观察下列结构。

(1)睾丸纵隔:由白膜在睾丸后缘增厚,并突入睾丸内而形成。

(2)睾丸小隔:由睾丸纵隔发出,将睾丸分成上百个睾丸小叶。

(3)精曲小管和精直小管:为睾丸小叶内盘曲的小管,其内的生殖细胞能产生精子,间质细胞

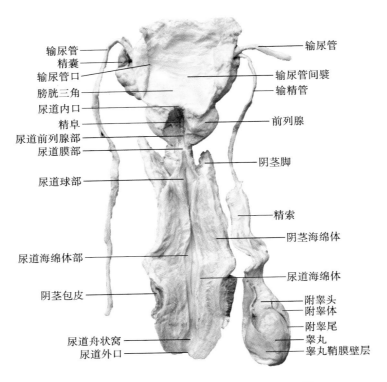

图 8-1　男性生殖器、膀胱和男性尿道（前面观）

可产生雄性激素。精曲小管向纵隔方向汇合成精直小管。

　　（4）睾丸网：由精直小管在睾丸纵隔内吻合而成。

　　（5）睾丸输出小管：睾丸网通向附睾头的 12～15 条小管。

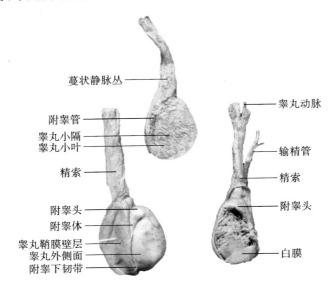

图 8-2　睾丸和附睾的结构

　　2. 输精管道　在男性生殖器标本上观察下列结构。

　　（1）附睾：贴附在睾丸后缘，可分为附睾头、附睾体、附睾尾（图 8-2）。附睾体和附睾尾内有盘曲的附睾管，附睾尾弯曲向后上方移行为输精管。附睾有储存精子和促进精子发育成熟的作用。

知识拓展

隐睾

隐睾是指男婴出生后单侧或双侧睾丸未降至阴囊而停留在其正常下降过程中的任何一处。即阴囊内没有睾丸或一侧缺如。正常情况下,睾丸随着胎儿的生长发育自腹膜后、肾的下方开始下降,经腹股沟管,在出生后已降入阴囊。如果在下降过程中受到阻碍,可形成隐睾。研究表明,隐睾的发生率为 $1\%\sim7\%$,其中单侧多于双侧,以右侧隐睾多见。隐睾有 25% 位于腹腔内, 70% 停留在腹股沟管内,约 5% 停留在阴囊上方或其他部位。隐睾可造成男性不育,睾丸长期在温度过高的环境下,不利于正常精子的生成,也易诱发癌变。

（2）输精管和射精管:输精管起于附睾尾部,长约 $40~cm$,管壁厚、腔小,触之有硬感。分为睾丸部、精索部、腹股沟管部和盆部。精索在阴囊根部皮下易触及和暴露,可作为输精管结扎部位。输精管末端膨大称为输精管壶腹,位于膀胱后,与精囊的排泄管合成射精管并穿前列腺,开口于尿道的前列腺。

（3）男性尿道:具体见后文介绍。

3. 附属腺　在男性生殖器标本、男性盆腔正中矢状面标本和模型上观察下列结构。

（1）前列腺:位于盆腔内,呈栗子形,分为前列腺底、前列腺体、前列腺尖,后有纵行的前列腺沟。前列腺依穿行的尿道和射精管可分中叶、前叶、后叶、左侧叶和右侧叶。排泄管有多条并开口于尿道的前列腺。

（2）精囊:位于膀胱底后、输精管壶腹的外侧,其排泄管与输精管壶腹末端合成射精管。

（3）尿道球腺:位于会阴深隙内,形似豌豆,其排泄管长并开口于尿道球部。

4. 精索　精索为自睾丸上端延伸至腹股沟管深环的圆索状结构,由精索外筋膜、提睾肌和精索内筋膜包裹输精管、睾丸动脉、蔓状静脉丛、神经、淋巴管和残余的腹膜鞘突等构成。

知识拓展

精索静脉曲张

精索静脉曲张是精索内蔓状静脉丛的异常扩张、伸长和迂曲。该病的发病率约为 20%,在不育男性中约占 40%。本病多见于青壮年男性,青少年相对较少,6～19 岁发病率仅为 10.76%。因左侧睾丸静脉回流至左肾静脉,右侧睾丸静脉直接汇入下腔静脉,故精索静脉曲张多见于左侧,占 $85\%\sim90\%$,双侧约为 10%。精索静脉曲张可使睾丸温度升高、血液回流受阻,可导致生精障碍,是男性不育的首位原因。

（二）外生殖器

1. 阴茎　在阴茎横断面标本上可见,阴茎可分为阴茎头、阴茎体、阴茎根。阴茎头膨大,顶端有尿道外口,阴茎根附于耻骨弓。阴茎由两条阴茎海绵体、一条尿道海绵体、外包被膜及皮肤构成（图 8-3）。

（1）阴茎海绵体:呈圆柱体状,并列于阴茎背侧,前端并拢,后端的阴茎脚分开附于耻骨支,阴茎海绵体被白膜包裹。

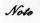

（2）尿道海绵体：位于阴茎海绵体的腹侧，前端膨大成阴茎头，后端也稍膨大成尿道球。尿道海绵体外亦被白膜包裹，并且尿道贯穿其全长。

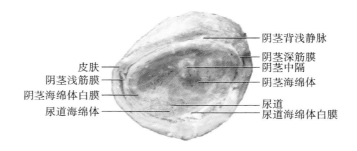

图 8-3　阴茎中部水平面

2. 阴囊　在男性遗体上可见，阴囊为囊袋状结构，其皮色较深，多皱褶，皮下为肉膜。肉膜在正中线形成阴囊中隔，将阴囊分隔成两个独立的囊腔，分别容纳同侧的睾丸和附睾。

3. 睾丸的被膜　在男性遗体上可见，阴囊肉膜的深面，被覆睾丸外面的被膜依次为精索外筋膜、提睾肌、精索内筋膜和睾丸鞘膜。睾丸鞘膜分脏、壁两层，二者在睾丸后缘折返移行成睾丸鞘膜腔。

4. 男性尿道　在男性盆腔正中矢状面标本和模型上观察。男性尿道全长 16～22 cm，可分为前列腺部、膜部和海绵体部（图 8-1、图 8-4）。

（1）前列腺部：自尿道内口向下贯穿前列腺，在后壁正中可见纵行隆起的尿道嵴，尿道嵴中部呈梭形膨大为精阜。在精阜上有射精管开口和许多前列腺排泄管开口。

（2）膜部：穿尿生殖膈，并有尿道括约肌环绕。

（3）海绵体部：纵贯尿道海绵体全长，行于尿道球内的一段为尿道球部，在阴茎头内的扩大部分为舟状窝。

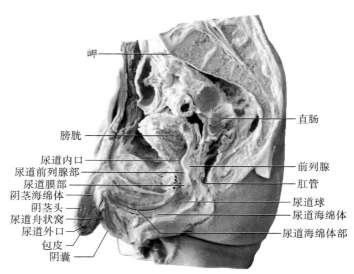

图 8-4　男性盆腔正中矢状面

男性尿道的特征：全程有 3 个狭窄、3 个扩大和 2 个弯曲。3 个狭窄分别为尿道内口、尿道膜部和尿道外口；3 个扩大分别为尿道前列腺部、尿道球部和舟状窝；2 个弯曲为耻骨下弯和耻骨前弯。

四、结构辨认

图 8-5 为男性生殖器（部分结构）的后面观，请根据所学解剖学知识，写出图中序号的名称。

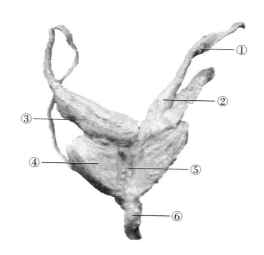

图 8-5 男性生殖器(部分结构)

五、解剖绘图

请根据所学解剖学知识,绘制男性盆腔正中矢状面图,图中应包含并标出男性尿道的分部、尿道内口、前列腺、尿道球、阴茎海绵体、尿道海绵体、阴茎头、尿道舟状窝和尿道外口。

六、临床案例

患者,男,46 岁。自述排尿逐渐变细、尿淋漓近 2 年,因排尿困难加重 2 天就诊。查体:下腹部触及胀大膀胱,压痛,无明显反跳痛;会阴部可触及一肿块,质硬,触痛,无波动感。CT 检查:后尿道可见一个 4.8 cm×2.8 cm 的椭圆形高密度影,边界光滑,呈层状,前窄后宽。提示:后尿道结石。

手术治疗:从阴茎腹侧与阴囊交界处做纵向切口 4 cm,依次切开后可见后尿道形成特大憩室,内有结石,周围有脓液,尿道周围已有炎性纤维组织增生。术中取出结石,其大小约 5 cm×3 cm×3 cm,用碘伏反复冲洗创面,经尿道口插导尿管至膀胱后,缝合尿道。

→ 解剖学分析

1. 何为后尿道?

2. 男性尿道结石易嵌顿于何处?

3. 术中经尿道口插导尿管至膀胱,须经过尿道的哪几个部分,包括哪些狭窄、哪些扩大和哪些弯曲?

在线答题

(上海交通大学 李岩)

实验九　女性生殖系统、乳房、会阴和腹膜

一、实验目标

（一）知识目标

（1）掌握卵巢的形态、位置和固定装置；输卵管的位置、分部及结构特点；子宫的形态、位置、分部和固定装置；腹膜、腹膜腔的概念及腹膜的功能。

（2）熟悉腹膜与腹腔脏器的关系；腹膜形成的网膜、网膜囊及网膜孔；阴道的形态、位置及阴道穹的毗邻；阴道口及尿道外口在阴道前庭的位置；广义和狭义会阴的概念；尿生殖三角和肛三角内通过的结构。

（3）了解卵巢的年龄变化；子宫的构造和年龄变化；腹膜形成的系膜、韧带和陷凹；女性外生殖器的形态结构；乳房的形态、位置和结构。

（二）能力目标

（1）通过对腹膜形成结构名称的识别，培养学生融会贯通的能力。

（2）通过学习女性生殖系统结构特点，介绍女性生殖系统相关临床疾病的解剖学机制，逐步培养学生的临床思维能力。

（三）素质目标

（1）通过对女性生殖系统的了解以及相关临床疾病的认识，培养学生关爱女性健康的意识。

（2）通过对第一台国产阴道镜的研制者吴劼彝教授一生事迹的介绍，培养学生的科研意识、创新思维和献身精神。

二、实验材料

①女性盆腔水平面标本；②子宫冠状面标本；③女性盆腔正中矢状面标本；④女性乳房标本（去除脂肪）和正中矢状面标本；⑤女性会阴标本；⑥腹腔整体标本；⑦女性上腹部横断面和腹部正中矢状面、女性盆腔正中矢状面、女性盆腔水平面等模型；⑧虚拟仿真解剖系统。

三、实验内容

（一）卵巢的形态、位置及固定装置

1. 形态　在女性盆腔正中矢状面和水平面模型和标本上观察并辨认卵巢，依据标本描述其形态特点。卵巢呈扁卵圆形，分为内、外侧两面，前、后两缘和上、下两端。卵巢内侧面朝向盆腔，外侧面贴着骨盆侧壁的卵巢窝。卵巢后缘又称独立缘，游离；前缘称系膜缘，借卵巢系膜连于子宫阔韧带。上端又称输卵管端，与输卵管伞接触，与卵巢悬韧带相连；下端又称子宫端，通过卵巢固有韧带连于子宫。

观察卵巢随年龄的变化：幼女的卵巢较小，表面光滑；女性性成熟期卵巢表面凹凸不平；女性

50 岁以后卵巢逐渐萎缩变小。

2. 位置　在女性盆腔正中矢状面和水平面模型和标本上观察卵巢在盆腔内的正常位置。卵巢位于小骨盆侧壁的卵巢窝（即髂内、外动脉的夹角处）。

3. 固定装置　在女性盆腔正中矢状面和水平面模型和标本上观察并辨认卵巢的固定装置。卵巢的上端通过含卵巢动、静脉等结构的卵巢悬韧带（又称骨盆漏斗韧带）连于小骨盆侧缘；卵巢的下端通过卵巢固有韧带（又称卵巢子宫索）连至输卵管与子宫结合处的后下方。

（二）输卵管的位置、分部、两口

1. 位置　在女性盆腔正中矢状面和水平面模型和标本上观察输卵管在盆腔内的正常位置。输卵管左、右各一条，从卵巢上端至子宫底的两侧，表面被子宫阔韧带上缘所包裹。

2. 分部　在女性盆腔正中矢状面和水平面模型和标本上，由内侧向外侧辨认输卵管的四个分部：①直径最细、位于子宫壁内的子宫部。②短直、腔窄、管腔壁厚、血管少的峡部。（思考临床上在此行输卵管结扎术的解剖学机制。）③粗长（占全长 2/3）、腔宽、管腔壁薄、血供丰富的壶腹部。（思考在此进行受精的解剖学原因。）④膨大呈漏斗状的漏斗部。（思考临床上输卵管妊娠（异位妊娠的一种）的临床表现。）

3. 两口　包括开口于子宫腔的输卵管子宫口和开口于腹膜腔的输卵管腹腔口。在女性盆腔正中矢状面和水平面模型和标本上，输卵管腹腔口边缘有许多长突起的输卵管伞，覆盖于卵巢的表面。

（三）子宫的形态、位置和固定装置

1. 形态　在女性盆腔正中矢状面和水平面模型和标本上仔细观察子宫的形态特点。子宫呈前后略扁的倒置梨形，由上而下分为子宫底、子宫体、子宫峡、子宫颈。输卵管子宫口水平以上的隆凸部分称子宫底，下端狭窄呈圆柱状的部分称子宫颈，子宫颈的下部在阴道内称子宫颈阴道部。在阴道以上的子宫颈部分称子宫颈阴道上部。子宫底与子宫颈之间的部分称子宫体。子宫颈上端与子宫体相接处狭窄，称子宫峡。思考临床上在子宫峡进行剖宫产术的解剖学原因。

在子宫冠状面标本上仔细观察：子宫内腔分为呈倒置三角形的子宫腔和呈梭形的子宫颈管。子宫颈管的下口通阴道，称子宫口。未产妇的子宫口和经产妇的子宫口形状不同。

2. 位置　在女性盆腔正中矢状面和水平面模型和标本上观察子宫在盆腔的位置。子宫位于小骨盆的中央，前为膀胱，后为直肠，下接阴道，两侧有输卵管、卵巢。注意观察子宫的正常位置，当膀胱空虚时，成年女性子宫处于轻度的前倾（子宫的长轴与阴道的长轴间呈向前开放的钝角）前屈位（子宫体与子宫颈间形成的弯曲）（图 9-1）。

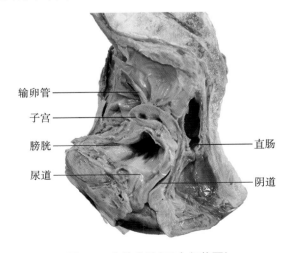

图 9-1　女性盆腔（正中矢状面）

3. 固定装置　在女性盆腔水平面标本上仔细观察维持子宫正常位置的韧带：①位于子宫两侧

的子宫阔韧带,起自子宫两侧缘,向外侧达骨盆侧壁和骨盆底,呈冠状位,韧带上缘游离,内含输卵管。②呈圆索状的子宫圆韧带,起自子宫侧缘上部,输卵管子宫口的下方,在子宫阔韧带两层之间向前下方行走,经腹股沟管止于阴阜和大阴唇的皮下组织。③位于子宫颈两侧的子宫主韧带,在子宫阔韧带下部两层之间,将子宫颈连至骨盆侧壁。④呈扁索状的子宫骶韧带,起自子宫颈后面,向后绕过直肠两侧,固定在骶骨前面。其表面覆以腹膜,形成弧形的直肠子宫襞。⑤子宫的固定装置除以上韧带外,还有阴道、盆膈及尿生殖膈的托持及周围组织肌肉的牵拉。

（四）阴道的形态和位置

1.形态 在女性盆腔正中矢状面和水平面模型和标本上仔细观察阴道的形态特点。阴道是呈扁管状的肌性管道,富有伸展性,连接子宫和外生殖器,有前、后两壁,上、下两端。前壁短,后壁长,上端宽大,围绕子宫颈阴道部,两者间形成环形腔隙,称阴道穹。阴道穹可分前部、后部和2个侧部,以阴道后穹最深,与直肠子宫陷凹紧邻;临床上,直肠子宫陷凹内如有积液,可经阴道后穹窿穿刺或引流。下端较狭窄,为阴道口,开口于阴道前庭。

2.位置 在女性盆腔正中矢状面和水平面模型和标本上观察阴道的位置。阴道位于小骨盆中央,子宫的下方,大部分在尿生殖膈之上,小部分穿过尿生殖膈而位于会阴区,阴道前邻膀胱、尿道,后邻直肠(图9-1)。

知识拓展

国产阴道镜的诞生

20世纪六七十年代,早期宫颈癌的诊断在国内是个很大的难题。当时没有阴道镜,业界普遍采用涂片染色以及荧光光谱扫描法等来诊断宫颈癌,但很难做到准确和直观。为了能早期发现宫颈癌,复旦大学附属妇产科医院吴劼鄷教授开始寻找更好的诊断方法。当她在一篇文献中看到阴道镜的相关研究后,就结合自己的思考成果,设计图纸,然后亲自去寻找厂家加工制造,最终研制出国产阴道镜,大大提高了宫颈癌和癌前病变的诊断率,甚至也降低了发病率较低的宫颈腺癌的漏诊率和误诊率,为中国早期妇产科学的发展做出了重要的贡献。2022年11月,吴劼鄷教授逝世后,按照她生前遗愿将遗体捐赠给复旦大学上海医学院,用另一种方式在她所热爱的医学事业中继续奉献。

（五）乳房的形态结构和位置

1.形态结构 在女性乳房正中矢状面标本上,仔细观察乳房的形态结构,观察乳头、输乳管、输乳管窦、乳房悬韧带。乳房由皮肤、皮下脂肪、纤维组织和乳腺构成,有乳头、乳晕。乳腺小叶和输乳管以乳头为中心呈放射状排列。观察乳房悬韧带或Cooper韧带,乳房悬韧带是乳腺与表面皮肤和深部胸肌筋膜之间的纤维束,它对乳房有支持作用。乳腺癌时,乳房悬韧带可受侵犯,牵拉皮肤产生凹陷,称"酒窝征",这是乳腺癌早期的体征之一。

2.位置 在女性乳房正中矢状面标本上,仔细观察乳房的位置。乳房位于胸大肌表面的浅筋膜内,上起自第2~3肋,下至第6~7肋。男性乳头与第4肋间隙相平。内侧界至胸骨旁线,外侧界达腋中线。

（六）会阴

在女性会阴标本上仔细观察广义和狭义会阴的边界,观察尿生殖三角和肛三角内通过的结构。广义的会阴指封闭小骨盆下口的所有软组织,呈菱形,其前界为耻骨联合下缘,后界为尾骨尖,两侧为耻骨下支、坐骨支、坐骨结节和骶结节韧带。狭义的会阴指肛门与外生殖器之间狭小区域的软组织,即产科会阴。

以两侧坐骨结节连线为界,将广义的会阴分为前、后两个三角形的区域。前方的是尿生殖三角,男性有尿道通过,女性有尿道和阴道通过;后方的是肛三角,其中央有肛管通过。

（七）腹膜

在女性上腹部横断面和腹部正中矢状面模型上观察腹膜和腹膜与盆腔脏器的关系。观察腹膜内位器官,如:胃、小肠;腹膜间位器官,如:肝、膀胱、子宫;腹膜外位器官,如:肾。

在腹膜整体标本上仔细观察大网膜、小网膜、网膜囊。大网膜是连于胃大弯和横结肠之间的双层腹膜,先下降继而向后反折向上连于横结肠,呈围裙状,遮蔽在小肠、结肠等脏器前方。横结肠水平上方的大网膜的前两层称胃结肠韧带。小网膜是由肝门移行至胃小弯和十二指肠上部的双层腹膜结构,分为肝胃韧带和肝十二指肠韧带。网膜囊是小网膜和胃后壁的腹膜之间的盲囊,借网膜孔与腹膜腔的其余部分相通。网膜囊内有积液、积脓时(如胃后壁穿孔),可经网膜孔流至腹膜腔内。

在腹膜整体标本上仔细观察小肠系膜、横结肠系膜、乙状结肠系膜、阑尾系膜。

在腹膜整体标本上仔细观察肝的韧带(如肝镰状韧带、肝胃韧带、肝十二指肠韧带等)。

在腹膜整体标本上仔细观察肝肾隐窝、直肠膀胱陷凹(男性)和直肠子宫陷凹(女性)。注意肝肾隐窝是仰卧时腹膜腔最低部位。直肠膀胱陷凹(男性)和直肠子宫陷凹(女性)是直立位、坐位或半卧位时腹膜腔最低的部位。

四、结构辨认

图 9-2 为女性盆腔的上面观,请根据所学解剖学知识,写出图中序号的名称。

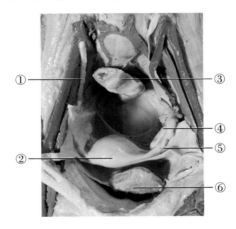

图 9-2　女性盆腔（上面观）

五、解剖绘图

请根据所学解剖学知识,绘制女性内生殖器(前面观和后面观),图中应包含并标出子宫、输卵管、卵巢、阴道、子宫阔韧带、子宫圆韧带、子宫腔、子宫颈管和阴道穹。

六、临床案例

患者,女,31 岁,已婚,育有 1 子。因下腹部急性疼痛入院就诊。停经有 40 多天,近来一直不干净,近 5 天时常出现头晕。妇科检查发现在子宫左前方可扪及直径 6 cm 的包块,压痛(＋)。B超显示:子宫左前方有一个 56 mm×34 mm×24 mm 的混合块。初步诊断为异位妊娠。

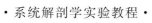

解剖学分析

1.病变发生的部位在何处?

2.为何可扪及包块?

3.此种疾病可能有哪些危害?

在线答题

（复旦大学　李文生）

· 脉管系统 ·

实验十　心

一、实验目标

(一)知识目标

(1)掌握心的位置和外形(一尖、一底、两面、三缘和四条沟);心尖在胸前壁的体表投影;各心腔内的形态结构(按照入口、出口、分部和维持血液单向流动的装置四步法观察);左、右纤维三角;心传导系统的组成(窦房结、房室结、房室束及其左、右束支等),窦房结的位置及功能;左、右冠状动脉的起始、行程、重要分支(前室间支、旋支、左室后支、后室间支等)的分布及供血范围;冠状窦的位置和开口;心包的分部和心包腔的定义。

(2)熟悉房间隔和室间隔及其缺损的常见部位;心大、中、小静脉的行程;心包横窦、斜窦和前下窦的位置。

(3)了解心的毗邻和心包裸区;心壁的构造(心外膜、心肌层、心内膜)、心室肌厚度和心纤维支架;冠状动脉的分布类型。

(二)能力目标

(1)通过对心的解剖结构的观察和比较,培养学生形象思维能力和逻辑思考能力,强化学生规范使用专业术语的能力。

(2)通过对心肌炎、冠心病等常见临床疾病的拓展学习,逐渐培养学生的临床思维能力和急救意识。

(三)素质目标

(1)通过对冠状动脉及分支标本的观察及对急性冠状动脉综合征的最新诊疗指南的学习,培养学生救死扶伤的责任感和紧跟医学前沿的创新意识。

(2)通过对心结构的学习,拓展对心脏移植术的认识,深化学生攻坚克难的科学精神。

二、实验材料

①在体心标本;②心腔标本;③心纤维支架标本;④冠状动脉及分支标本;⑤心的静脉及冠状窦标本;⑥心包标本;⑦心传导系统标本;⑧心模型;⑨虚拟仿真解剖系统等。

三、实验内容

(一)心的位置、毗邻和外形

1.位置　于在体心标本上观察心的位置,心约2/3位于正中线的左侧,约1/3居于正中线的右侧,位于中纵隔,外有心包包裹。

2.毗邻　于在体心标本上观察心的毗邻,前方对胸骨体和第2～6肋软骨,后方对第5～8胸椎,两侧与胸膜腔及肺相邻,上方连接出入心的大血管,下方邻接膈。

3. 外形　心呈现为一个倒置的、前后略扁的圆锥体。心有一尖、一底、两面、三缘和四条沟（图10-1）。心尖朝向左前下方，心底朝向右后上方，由于心在胚胎发育过程中出现左转位，所以右半心在右前方，左半心在左前下方和左后方。

（1）心尖：于在体心标本上观察，由左心室构成，呈圆钝形，朝向左前下方。

（2）心底：于置于正常解剖位的离体心标本上观察，朝向右后上方，由左、右心房构成，连有出入心的8条大血管，上下腔静脉汇入右心房，肺动脉干发自右心室，左右上下肺静脉汇入左心房，主动脉干发自左心室。

（3）两面：于在体心标本上观察，包括胸肋面（前面）和膈面（下面）。胸肋面在右前上方主要由右心房和右心室构成，左前下方主要由左心室构成，左前上方由左心耳构成。胸肋面心包前方大部分被肺和胸膜覆盖，胸骨体下部和左侧第4~6肋软骨未被肺和胸膜遮挡，称为心包裸区，临床上可在胸骨左缘第4肋或第5肋间隙进行心腔内注射，一般到达右心室。膈面朝向膈，主要由左心室（大部分）和右心室（小部分）构成。

（4）三缘：于在体心标本或于置于正常解剖位的离体心标本上观察，右缘垂直下行，主要由右心房构成，临床上可以通过右缘观察右心房是否扩大；下缘水平走行，右侧大半部分由右心室构成，左侧小半部分由左心室构成，临床上可以通过下缘观察右心室是否扩大；左缘斜向左下方走行至心尖部，大部分由左心室构成，小部分由左心耳构成，临床上可以通过左缘观察左心室是否扩大。

（5）四条沟：于置于正常解剖位的离体心标本上观察，包括冠状沟、前室间沟、后室间沟和房间沟。四条沟均为心腔的分界线，其中三条沟内有主要血管走行。冠状沟是心房和心室的分界线，沟的前下方为左、右心室，沟的后上方为左、右心房，沟内有左右冠状动脉主干及伴行静脉。前、后室间沟位于心前后方，是左、右心室的分界线，分别走行前、后室间支动脉及其伴行静脉。房间沟在心底部，是左、右心房的分界线。

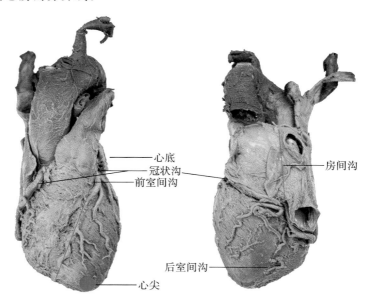

图 10-1　心的外形

（二）心腔

于剖开相应心腔并置于正常解剖位的离体心标本上观察，按照入口、出口、分部和维持血液单向流动的装置四步法观察心腔。

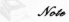

1. 右心房

（1）入口：右心房腔后上方有上腔静脉口，后下方有下腔静脉口及下腔静脉瓣，在右房室口和下腔静脉口之间有冠状窦口及冠状窦瓣。

（2）出口：右心房腔前下方有右房室口。

（3）分部：以外表面界沟（上下腔静脉口前缘）及腔内面对应界沟的界嵴为界，分为前部的固有心房和后部的腔静脉窦。在固有心房后内侧壁的房间隔上观察卵圆窝，其为胚胎时期卵圆孔闭合后的遗迹，未完全闭合即为房间隔缺损，属于先天性心脏病的一种。

（4）维持血液单向流动的装置：右房室口的三尖瓣复合体。

2. 右心室

（1）入口：即右房室口，口周有三尖瓣环，环上附着三尖瓣，包括前瓣、后瓣和隔侧瓣。瓣膜通过腱索连于心室内壁上的锥形肌性突起，即乳头肌，同样分为前乳头肌、后乳头肌和隔侧乳头肌。由三尖瓣环、三尖瓣、腱索和乳头肌组成三尖瓣复合体。

（2）出口：即肺动脉口，位于右心室的前上方，肺动脉口周围的纤维环（亦称肺动脉瓣环）附有3个半圆形瓣膜称肺动脉瓣，肺动脉瓣和肺动脉内壁间的袋状腔隙称为肺动脉窦。

（3）分部：以室上嵴（位于右房室口和肺动脉口之间的弧形肌性隆起）为界，分为流入道（窦部）和流出道（漏斗部，亦称动脉圆锥）。隔缘肉柱又称节制索，为前乳头肌根部横过室腔到达室间隔下部的一条粗大肌束，在其深面走行传导束的右束支（图10-2）。

（4）维持血液单向流动的装置：右房室口的三尖瓣复合体和肺动脉口的肺动脉瓣。

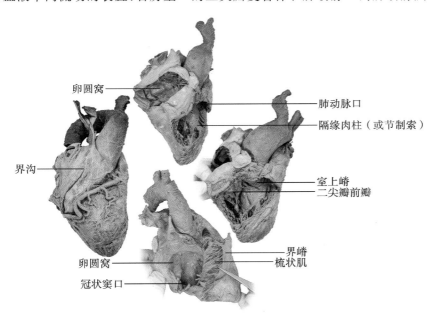

卵圆窝
肺动脉口
隔缘肉柱（或节制索）
界沟
室上嵴
二尖瓣前瓣
界嵴
梳状肌
卵圆窝
冠状窦口

图 10-2　右心房和右心室

3. 左心房

（1）入口：即左、右上下肺静脉。

（2）出口：即左房室口。

（3）分部：包括前方的左心耳和后方的左心房窦。

（4）维持血液单向流动的装置：左房室口的二尖瓣复合体。

4. 左心室

（1）入口：即左房室口，周缘有二尖瓣环，环上附着二尖瓣，包括前瓣和后瓣，瓣膜通过腱索连于心室内壁上的乳头肌。由二尖瓣环、二尖瓣、腱索和乳头肌组成二尖瓣复合体。

（2）出口：即主动脉口，位于左房室口的右前方，主动脉口周围的纤维环（亦称主动脉瓣环）附有 3 个半圆形瓣膜称主动脉瓣，主动脉瓣和主动脉内壁间的袋装腔隙称为主动脉窦。主动脉窦包括左、右窦和后窦，其中左、右冠状动脉的开口分别在左窦、右窦的血管内壁上。

（3）分部：以二尖瓣前瓣为界分为左后方的流入道和右前方的流出道。

（4）维持血液单向流动的装置：左房室口的二尖瓣复合体和主动脉口的主动脉瓣。

（三）心的构造

在打开心腔的离体心标本和沿着冠状沟切除心房暴露心纤维支架的离体心标本上进行观察。

1.心纤维支架 位于肺动脉口、主动脉口、左房室口和右房室口的周围，由致密纤维结缔组织构成心纤维支架。包括肺动脉瓣环、主动脉瓣环、二尖瓣环和三尖瓣环，以及左纤维三角和右纤维三角（图 10-3）。

（1）左纤维三角：位于主动脉左瓣环与二尖瓣环之间，其前方有左冠状动脉起始部经过，是二尖瓣手术时的重要标志，也是冠状动脉易于受损的部位。

（2）右纤维三角：位于二尖瓣环、三尖瓣环和主动脉瓣后瓣环之间，有房室束穿过，临床手术在处理二尖瓣后内连合、主动脉瓣后瓣和室间隔缺损时，应特别注意避免损伤房室束。

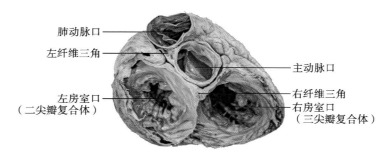

图 10-3　心纤维支架

2.心壁

（1）心外膜：覆在心肌表面，为浆膜性心包的脏层。

（2）心肌层：可分为心房肌和心室肌。心房肌较薄，分为浅、深两层；心室肌较厚，分为三层，左心室肌明显厚于右心室肌。

（3）心内膜：位于心腔内衬的一层光滑薄膜，是大血管内膜向心腔内的延续，心瓣膜由心内膜折叠而成。

　知识拓展

冠心病

冠状动脉粥样硬化性心脏病（即冠心病）是一种由冠状动脉供血不足引起的心血管疾病，是造成死亡的主要疾病之一。其主要症状包括胸闷、心绞痛、气短及心悸等，甚至会引起心肌梗死、猝死等严重并发症。冠心病的发病原因较为复杂，包括高血压、高血脂、糖尿病、吸烟、肥胖等因素，其中动脉粥样硬化是其主要的病理生理机制之一。治疗冠心病的方法取决于病情的严重程度和临床表现。常见的治疗方法包括药物治疗、介入治疗和手术治疗，例如血管成形术、冠脉搭桥手术等。此外，对于冠心病患者，生活方式的改变也是治疗过程中必不可少的一环。例如，戒烟和限制饮酒、坚持健康的饮食习惯、适当运动等措施都可以有效地预防和减少冠心病的发作。

3. 心腔间隔

（1）房间隔：分隔左、右心房，最薄弱处为卵圆窝，是房间隔缺损好发处，属于先天性心脏病的一种。

（2）室间隔：包括膜部（占据上方小部分）和肌部（占据下方大部分）。其中，膜部为室间隔缺损好发处，室间隔缺损也属于先天性心脏病的一种。膜部以三尖瓣隔侧瓣为界，其后上部为房室部（位于左心室与右心房之间），前下部为室间部（位于左、右心室之间）。

（四）心的传导系统

心的传导系统由特殊分化的心肌细胞所组成，不仅具有普通工作心肌细胞所有的兴奋性、收缩性和传导性，还具有节律性来维持心的自主收缩。心的传导系统主要包括窦房结、房室结、房室束及其左右束支等。

（1）窦房结：位于上腔静脉根部与右心房之间的心外膜深面，是心的正常起搏点，正常心律被称为窦性心律。

（2）房室结：位于房间隔右心房一侧的下方、冠状窦口的前上方的心内膜深面。

（3）房室束：由房室结发出，穿经右纤维三角，沿着室间隔膜部的后下缘走行，到达室间隔肌部后分为左、右束支。

（4）左束支：穿经室间隔后，沿室间隔左侧面的心内膜深面下行到心尖部。

（5）右束支：沿着室间隔右侧面的心内膜深面下行，经隔缘肉柱（又称节制索）到达前乳头肌根部。

（五）心的血管

分别观察展示冠状动脉及分支的离体心标本，展示静脉及冠状窦的离体心标本和右心房打开的离体心标本。

心的传导系统

1. 心的动脉

（1）左冠状动脉：起自主动脉左窦内的左冠状动脉开口，在左心耳和肺动脉干根部之间向左侧走行，在左心耳前下方分为前室间支和旋支。其中，前室间支沿着前室间沟下行，绕心尖与后室间支吻合，营养室间隔的前 2/3 和左、右心室的前壁，临床上前室间支是常见的因粥样硬化而狭窄的动脉，狭窄后可导致所营养区域的心肌缺血甚至梗死。旋支沿着冠状沟向左绕过心左侧，再向后行至心膈面，沿途发出左缘支营养左心室侧壁，发出左心房支和左室后支分别到达左心房和左心室后壁。

（2）右冠状动脉：起自主动脉右窦内的右冠状动脉开口，在右心耳和肺动脉干根部之间向右侧走行，然后绕心右缘到达膈面，在房室交点处分为后室间支和左室后支。其中，后室间支营养室间隔的后 1/3 和左、右心室的后壁。左室后支营养左心室膈面后壁。走行沿途发出的右心房支和右缘支分别营养附近心壁。

左、右冠状动脉分布一般以房室交点和后室间沟为界，分为左优势型（5.6%）、右优势型（65.7%）和均衡型（28.7%）。

2. 心的静脉（图 10-4）

（1）冠状窦：位于心膈面的冠状沟内，主要收纳心大静脉、心中静脉和心小静脉三条属支，经冠状窦口回流至右心房，可由冠状窦口逆向观察冠状窦。心大静脉起于心尖部，与左冠状动脉的前室间支伴行，然后向左上方进入冠状沟后与左冠状动脉旋支伴行走向心的膈面，注入冠状窦左侧。心中静脉与右冠状动脉的后室间支伴行，注入冠状窦右侧。心小静脉与右冠状动脉主干伴行，也注入冠状窦右侧。

（2）心前静脉：一般有 1～4 条，位于右心室前壁，跨过冠状沟，直接注入右心房。

（六）心包

在保留心包的离体心标本和在体心标本上进行观察。

Note

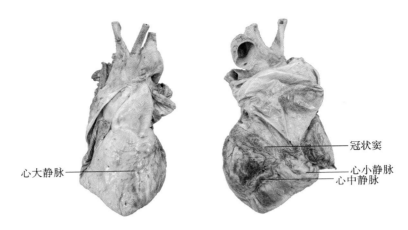

心大静脉

冠状窦

心小静脉

心中静脉

图 10-4　心的静脉

1. 心包

（1）纤维心包：心包外层由致密的纤维结缔组织构成，表面粗糙，其内贴有光滑的浆膜心包壁层。

（2）浆膜心包：内衬于纤维心包的光滑薄膜为浆膜心包壁层；心表面的光滑薄膜为浆膜心包脏层。壁层与脏层两者相互移行，两层之间的腔隙为心包腔，内有起润滑作用的少量浆液。

2. 心包窦

（1）心包横窦：位于肺动脉干和主动脉升部后方，上腔静脉左侧，左心房前壁前方的心包腔。一般能容纳一横指，心脏直视手术时可经此窦阻断主动脉和肺动脉的血流。

（2）心包斜窦：位于左心房后壁后方与心包后壁，左、右上下肺静脉和下腔静脉之间的心包腔。心脏直视手术时可将沙袋置于此窦压迫下腔静脉。

（3）心包前下窦：位于心包腔的前下部，心包前壁与下壁的移行交界处，心包腔最低处，积液首先积聚在此，临床上可经左剑肋角穿过膈肌和纤维心包及浆膜心包壁层，进行心包前下窦的穿刺（图 10-5）。

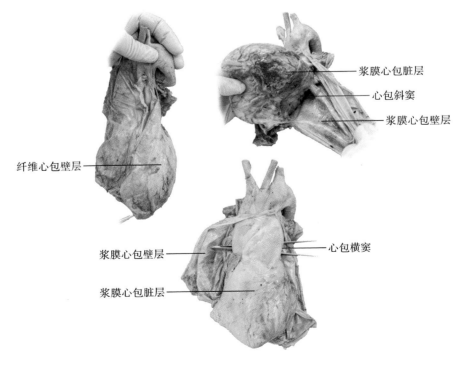

浆膜心包脏层

心包斜窦

浆膜心包壁层

纤维心包壁层

心包横窦

浆膜心包壁层

浆膜心包脏层

图 10-5　心包及心包窦

（七）心的体表投影

观察在体心标本和在活体上进行听、触诊。

（1）左上点：位于左侧第 2 肋软骨下缘，距离胸骨线约 1.2 cm 处，是临床听诊肺动脉瓣区心音的位置。

（2）右上点：位于右侧第 3 肋软骨上缘，距离胸骨线约 1 cm 处，是临床听诊主动脉瓣区心音的位置。

（3）左下点：即心尖体表投影，位于左锁骨中线与第 5 肋间隙交点内侧 1.5 cm 处（一般约为成人一横指宽），在活体上观察及触诊心尖搏动。左下点也是临床听诊二尖瓣区心音的位置。

（4）右下点：位于右侧第 6 胸肋关节处。

四、结构辨认

图 10-6、图 10-7 为心的前面观和后面观图，请根据所学解剖学知识，写出图中序号的名称。

结构辨认
参考答案

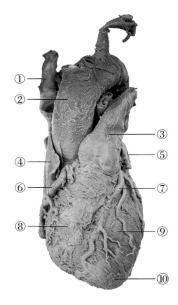

图 10-6　心的前面观

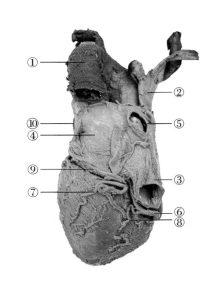

图 10-7　心的后面观

五、解剖绘图

请根据所学解剖学知识，绘制心脏前面观和后面观简图，图中应包含并标出心的外形（一尖、一底、两面、三缘和四条沟）和各心腔的分布。

六、临床案例

患者，男，48 岁。因持续性胸前区憋闷疼痛 4 小时急诊入院。患者自述 4 小时前在运动时突感胸前压迫性、持续性胸骨疼痛并放射到左肩部和左臂内侧。之前患者曾有激动时胸前区不适感，平静休息后可缓解。心电图提示左心室前壁心肌梗死。诊断：左冠状动脉前室间支粥样硬化并发左心室前壁急性缺血性心肌梗死。

临床案例
参考答案

▶ 解剖学分析

1. 试述冠状动脉的起始、分支及其分布。

2.试分析患者出现左胸部、左肩部和左臂内侧疼痛的原因。

在线答题

（南京医科大学　靳建亮）

实验十一　动　　脉

一、实验目标

(一)知识目标

(1)掌握肺动脉干、左右肺动脉的行程和分布;动脉韧带的位置及来源;升主动脉、主动脉弓、颈总动脉、颈外动脉的主要行程和分布;主动脉小球、颈动脉窦和颈动脉小球的形态、位置及功能;锁骨下动脉和上肢动脉的主要分支;胸主动脉、腹主动脉的行程和分布;肾动脉、肾上腺动脉、睾丸或卵巢动脉的行程和分布;髂外动脉、股动脉和下肢动脉的行程和分布;头、颈、四肢重要动脉的搏动点及常用压迫止血点(颞浅动脉、面动脉、颈总动脉、锁骨下动脉、肱动脉、桡动脉、股动脉和足背动脉)。

(2)熟悉掌浅弓和掌深弓的组成和分布;肋间后动脉的行程和分布规律;子宫动脉的行程及其与输尿管的关系。

(3)了解支气管动脉和食管动脉的行程;髂内动脉其他分支的分布情况。

(二)能力目标

(1)通过活体触摸全身重要的动脉搏动点,培养学生临床应用实践动手能力。

(2)通过测量血压部位等知识点的学习,拓展高血压、心脏病等临床相关疾病的知识,逐渐培养学生的临床思维能力。

(三)素质目标

(1)通过对全身各部位动脉的认识,培养学生的整体观和全局观。

(2)通过动脉相关疾病的拓展,了解高血压的防控与心脑血管病疾病的发生发展,加强学生的健康意识,提升医学科普责任感。

二、实验材料

①完整大体标本;②上肢动脉及其分支系统大体标本;③下肢动脉及其分支系统大体标本;④男性盆腔动脉系统大体标本;⑤女性盆腔动脉系统大体标本;⑥虚拟仿真解剖系统。

三、实验内容

(一)肺循环的动脉

在大体标本上辨认肺动脉干。肺动脉干起自右心室,向左后上方斜行,至主动脉弓的下方,分为左、右肺动脉。

左肺动脉较短,经左主支气管的前方横行,至左肺门处,分为2支,进入左肺上、下叶。

右肺动脉较长,经升主动脉和上腔静脉的后方向右横行,至右肺门处分为上、中、下3支,分别进入右肺的上、中、下3叶。

在主动脉弓的下缘和左肺动脉起始处之间,辨认动脉韧带,其为胚胎时期动脉导管闭锁后形成的遗迹。若出生后6个月动脉导管尚未闭锁,称动脉导管未闭。动脉导管未闭是常见的先天性心脏病的一种。

(二)体循环的动脉

主动脉是体循环中最大的动脉主干,在大体标本上辨认主动脉,起自左心室,向右前上方斜行,达右侧第2胸肋关节的高度,转向左后方,至脊柱第4胸椎体下缘的左侧,沿脊柱下降,于第12胸椎的水平,穿膈的主动脉裂孔进入腹腔,至第4腰椎下缘处分为左、右髂总动脉。以右侧第2胸肋关节和第4胸椎体的下缘为界,分为升主动脉、主动脉弓和降主动脉(胸主动脉、腹主动脉)。

在升主动脉的起始部,辨认主动脉窦及左、右冠状动脉。在主动脉弓下方,观察主动脉小球,靠近动脉韧带处的2~3个粟粒状小体,为化学感受器。

1. 主动脉弓 辨认主动脉弓凸侧的3大分支,自右向左依次为头臂干(又分为右颈总动脉和右锁骨下动脉)、左颈总动脉和左锁骨下动脉(图11-1)。

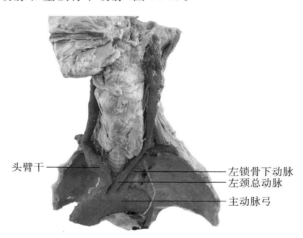

图 11-1　主动脉弓及其分支(前面观)

1)颈总动脉　颈总动脉是头颈部的主要动脉干,右侧起自头臂干,左侧起自主动脉弓,至甲状软骨上缘处,分为颈内动脉和颈外动脉。辨认颈动脉窦和颈动脉小球,以及颈外动脉、上颌动脉的主要分支。

颈动脉窦:颈总动脉末端和颈内动脉起始处的膨大部分,有压力感受器,参与血压调节。

颈动脉小球:颈内、外动脉分叉处后方的椭圆形小体,为化学感受器,参与呼吸调节。

(1)颈内动脉:在颈部无分支,入颅后主要分支分布于脑和视器。

(2)颈外动脉:起自颈总动脉,向上至下颌颈处,分为颞浅动脉和上颌动脉2条终支。颈外动脉主要分支有以下几种类型。

①甲状腺上动脉:平舌骨大角上方发出,向前下至甲状腺侧叶上极,分支分布于甲状腺上部和喉。

②舌动脉:平舌骨大角处发出,经舌骨舌肌深面前行至舌内,分支分布于营养舌肌、舌下腺、腭扁桃体和口腔底部。

③面动脉:平下颌角发出,经下颌下腺深面,绕下颌骨下缘、咬肌前缘入面部。经口角和鼻翼外侧到内眦,移行为内眦动脉。面动脉的分支分布于面部、腭扁桃体和下颌下腺等。

④颞浅动脉:在耳屏前方上行,越颧弓根部至颞部皮下,分支分布于腮腺和额、顶、颞部软组织。

⑤上颌动脉:与下颌颈相平,与颞浅动脉呈直角分出,向前入颞下窝,再向上内入翼腭窝,分布于硬脑膜、牙、外耳道和鼓室等处。其主要分支有以下两种类型。

头颈部的
动脉

a. 脑膜中动脉:向上经棘孔入颅腔,分前、后两支,分布于硬脑膜。

b. 下牙槽动脉:入下颌孔,出颏孔,分布于下唇和颏部。

⑥枕动脉:与面动脉平对,向后发出,经乳突深面达枕、项部。

2)锁骨下动脉　右侧起自头臂干,左侧起自主动脉弓。分别沿两侧肺尖内侧,出胸廓上口至颈根部,经胸膜顶的前方,穿斜角肌间隙,在第1肋的外侧缘,续于腋动脉。

在大体标本上辨认锁骨下动脉的主要分支如下。

(1)椎动脉:起自锁骨下动脉上壁,向上依次穿第6~1颈椎的横突孔,经枕骨大孔入颅腔,左、右椎动脉汇合成基底动脉,分布于脑和脊髓。

知识拓展

椎动脉发育不良

在胚胎发育的过程中,椎动脉管径及其走行管径纤细称为椎动脉发育不良,既往被认为是一种常见无临床意义的先天变异。近年来,随着神经影像学及超声技术的广泛应用,发现椎动脉发育不良可导致自身及其周围血管的形态学及血流动力学变化。最新科学研究表明,椎动脉发育不良与动脉粥样硬化、椎-基底动脉延长扩张症、椎基底动脉系统缺血、眩晕等密切相关。椎动脉发育不良筛查和随访观察能避免或延缓相关不良事件的发生,提高患者的生活质量。

(2)胸廓内动脉:起自锁骨下动脉的下壁,向下入胸腔,沿胸骨外侧、第1~6肋软骨后面下降,至第6肋软骨处分为肌膈动脉和腹壁上动脉。腹壁上动脉主要分布于下位肋间隙和腹直肌。肌膈动脉主要分布于胸膜、心包、膈肌和乳房。

(3)甲状颈干:为一短干,起自锁骨下动脉。甲状颈干主要分支有甲状腺下动脉、肩胛上动脉,分别分布于甲状腺侧叶下极、冈上肌、冈下肌等。

(4)肋颈干:起自甲状颈干外侧,分布于颈深肌和第1、2肋间隙的后部。

3)腋动脉　为锁骨下动脉的直接延续,为第1肋外侧缘至大圆肌下缘,行于腋窝内,腋动脉主要分支如下。

(1)胸上动脉:分布于第1、2肋间隙及附近的胸肌。

(2)胸肩峰动脉:在胸小肌上缘处穿出深筋膜,分为数支,分布于肩峰、三角肌、胸大肌和胸小肌等。

(3)胸外侧动脉:在胸小肌下缘处起自腋动脉,分支至前锯肌、乳房等。

(4)肩胛下动脉:一较粗大的短干,于肩胛下肌下缘附近分为旋肩胛动脉和胸背动脉。旋肩胛动脉向后穿三边孔,至冈下窝。胸背动脉分支分布于背阔肌和前锯肌。

(5)旋肱后动脉:与腋神经伴行,穿四边孔,分支分布于三角肌和肩关节。

(6)旋肱前动脉:较细小,分布于肱二头肌长头及肩关节,多与旋肱后动脉吻合成一动脉环。

4)肱动脉　于大圆肌的下缘续于腋动脉,沿喙肱肌和肱二头肌内侧沟下行至肘窝,与桡骨颈高度相平,分为桡动脉和尺动脉两终支。在肘窝处,肱二头肌腱的内侧可摸到肱动脉的搏动,是临床上测量血压时听诊的部位。肱动脉的主要分支有肱深动脉,在大圆肌下缘,绕桡神经沟下行,分支营养肱三头肌,并参与肘关节网的形成。肱动脉的分支还有尺侧上副动脉、尺侧下副动脉、肱骨滋养动脉等。

5)桡动脉　先经肱桡肌与旋前圆肌之间,继而在肱桡肌腱与桡侧腕屈肌腱之间下行,至桡骨茎突的远侧,转向手背,继经第1掌骨间隙达手掌的深面,与尺动脉的掌深支吻合,构成掌深弓。

Note

桡动脉在前臂远侧、桡侧腕屈肌腱外侧的一段位置表浅,是临床上触摸脉搏的部位。桡动脉的分支包括:①掌浅支,与尺动脉的末端吻合,形成掌浅弓。②拇主要动脉,分为 3 支,分布于拇指掌面两侧缘和示指的桡侧缘。

6)尺动脉 下行于尺侧腕屈肌与指浅屈肌间的沟内,达腕部,经腕横韧带浅面入手掌。尺动脉主要分支:①骨间总动脉,为一短干,在前壁骨间膜的上缘,分为骨间前动脉和骨间后动脉。②掌深支,经小指展肌和小指短屈肌之间至掌深部,与桡动脉的本干吻合成掌深弓。

7)掌浅弓和掌深弓 尺动脉末端与桡动脉的掌浅支吻合成掌浅弓(图 11-2),桡动脉末端尺动脉的掌深支吻合成掌深弓。

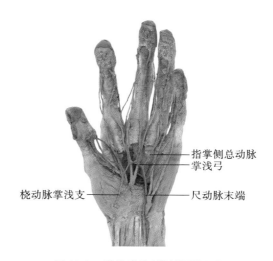

指掌侧总动脉
掌浅弓
桡动脉掌浅支
尺动脉末端

图 11-2 手的动脉(掌侧面浅层)

 知识拓展

断指再植

手是人体重要的劳动器官,手指离断后,通过断指再植术,对骨、肌腱、神经和血管的结构及功能进行重建,从而恢复患者手指的功能。在我国,随着显微技术的发展,在小儿断指及复杂类型的断指再植等方面取得了重大的进展,成功率达到 90% 以上。影响断指再植成活的主要因素是重建血管的血液循环。目前关于断指血管吻合方法、动脉及静脉的吻合比例、术后血管危象的观察及处理等方面的报道不断增多,断指再植术已经逐渐成熟。

2. 胸主动脉 胸主动脉位于后纵隔内,脊柱胸段的左前方,在第 4 胸椎下缘左侧续主动脉弓,初沿脊柱左侧下行,逐渐转至其前方,达第 12 胸椎高度穿膈肌主动脉裂孔,移行为腹主动脉。胸主动脉分为壁支和脏支。

1)壁支

(1)肋间后动脉:共有 9 对,呈节段性、对称性分布,第 3～11 对肋间后动脉走行于相应的肋间隙内。

(2)肋下动脉:走行于第 12 肋下缘。

(3)膈上动脉:分布于膈上面的后部。

2)脏支 较细小,包括支气管动脉、心包支、食管动脉,分布于同名器官。

3. 腹主动脉　腹主动脉位于主动脉裂孔处,由胸主动脉移行而来,沿脊柱腰段的左前方下降,至第 4 腰椎体下缘分为左、右髂总动脉。分别辨认腹主动脉的壁支和脏支。

1)壁支

(1)膈下动脉:分布于膈的下面和肾上腺上面。

(2)腰动脉:共有 4 对,分布于腰部深层肌、脊髓及其被膜。

(3)骶正中动脉:起自腹主动脉分叉部的背面,分布于直肠后壁和骶骨盆面。

2)脏支　成对的脏支有肾上腺中动脉、肾动脉和睾丸(卵巢)动脉,分别从第 1 腰椎、第 2 腰椎、第 2 腰椎稍下方高度分布到相应的脏器;不成对的脏支有腹腔干、肠系膜上动脉和肠系膜下动脉。

(1)腹腔干:为一粗短的动脉干,于主动脉裂孔的稍下方发出,随即分为 3 支,即胃左动脉、肝总动脉和脾动脉,主要营养食管末端、胃、十二指肠、肝、胆囊、胰、脾和大网膜等。

①胃左动脉:向左上方到贲门附近,沿胃小弯向右走,分支到食管的腹段、贲门、胃小弯侧的胃壁。

②肝总动脉:向右到十二指肠上部分为肝固有动脉和胃十二指肠动脉。肝固有动脉在肝十二指肠韧带内发出胃右动脉,沿胃小弯向左走行,与胃左动脉吻合,主干行至肝门,分为左支和右支分别进入肝左叶、肝右叶。胃十二指肠动脉经过幽门后方至胃下缘分为胃网膜右动脉(分布于胃大弯、大网膜)和胰十二指肠上动脉(分布至胰头和十二指肠)。

③脾动脉:腹腔干最大的分支,沿胰上缘向左行,至脾门发出数条脾支入脾,沿途发出胰支、胃后动脉、胃网膜左动脉和胃短动脉分别分布至胰腺、胃后壁、胃大弯侧的胃壁及胃底。

(2)肠系膜上动脉:与第 1 腰椎相平,起自腹主动脉前壁。于胰颈和胰的钩突之间行向前下,经十二指肠水平部的前方进入小肠系膜根内,朝向右髂窝方向走行,沿途分支分布于胰头、十二指肠、空、回肠、盲肠、阑尾、升结肠和横结肠等。

①胰十二指肠下动脉:行于胰头和十二指肠之间,分前后支与胰十二指肠上动脉吻合,分布于胰头和十二指肠。

②空肠动脉和回肠动脉:由肠系膜上动脉左侧壁发出,13~18 条,反复分支形成多级动脉弓,空肠动脉弓多为 1~3 级,回肠动脉弓多为 3~5 级,末端发出直动脉分布于空肠、回肠。

③回结肠动脉:肠系膜上动脉右侧壁最下方发出的分支,斜向右下,供应回肠末端、盲肠、阑尾、升结肠,其中至阑尾的分支称阑尾动脉。

④右结肠动脉:从回结肠动脉上方发出,发出升支、降支分别与回结肠动脉和中结肠动脉吻合,分支至升结肠。

⑤中结肠动脉:从右结肠动脉上方发出,在横结肠系膜内分为左右两支,分别与左、右结肠动脉吻合,分支营养横结肠。

(3)肠系膜下动脉:与第 3 腰椎相平,起自腹主动脉前壁,行向左下方,分支分布于结肠左曲、降结肠、乙状结肠和直肠上部。其分支如下。

①左结肠动脉:横行向左,分别与中结肠动脉和乙状结肠动脉吻合,分布于降结肠。

②乙状结肠动脉:2~3 条,斜向左下方,进入乙状结肠系膜内,分支营养乙状结肠。

③直肠上动脉:为肠系膜下动脉的终末支,经乙状结肠系膜下降至直肠后面,分为 2 支,分布于直肠上部。

4. 髂总动脉　与第 4 腰椎相平,由腹主动脉分出,沿腰大肌内侧下行,至骶髂关节前方分为髂内动脉和髂外动脉(图 11-3)。

1)髂内动脉　盆部动脉的主干,沿盆腔侧壁下行,分布于盆腔脏器及盆部的肌肉,分支有壁支和脏支。

(1)壁支。

①闭孔动脉:沿骨盆侧壁向前下,穿闭孔膜至大腿内侧肌群和髋关节。

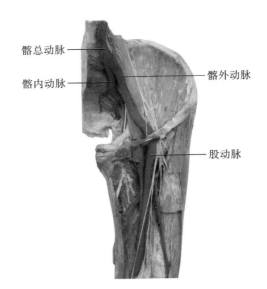

图 11-3 髂总动脉及其分支(前面观)

②臀上动脉:穿梨状肌上孔出盆腔至臀部,分布于上部的臀肌和髋关节。

③臀下动脉:穿梨状肌下孔出盆腔至臀部,分布于下部的臀肌和髋关节。

(2)脏支。

①膀胱上动脉:主要分布于膀胱上、中部。

②膀胱下动脉:男性分布于膀胱底、精囊、前列腺,女性至膀胱和阴道。

③直肠下动脉:分布于直肠下部。

④子宫动脉:自髂内动脉发出后,在距子宫颈外侧 2 cm 处跨过输尿管的前上方与之交叉,该关系称为"桥下流水",结扎子宫动脉时须注意勿损伤输尿管。

⑤阴部内动脉:穿梨状肌下孔出盆腔,经坐骨小孔至坐骨肛门窝,发出分支分布于肛门、会阴部和外生殖器。

2)髂外动脉　沿腰大肌内侧缘下降,经腹股沟韧带中点深面进入股三角,移行为股动脉。辨认髂外动脉的分支:腹壁下动脉和旋髂深动脉。

3)股动脉　在腹股沟韧带中点深面续髂外动脉,在股三角内下行,入收肌管,出收肌腱裂孔至腘窝,移行为腘动脉。其主要分支有股深动脉,自股深动脉上分出旋股内侧动脉、旋股外侧动脉、3～4条穿动脉,营养股内侧群肌、股前群肌、股后肌群及股骨。股动脉还向浅层发出腹壁浅动脉、旋髂浅动脉、阴部外动脉。

4)腘动脉　自收肌腱裂孔处由股动脉移行而来,位于腘窝深部,下行至腘肌下缘,分为胫前动脉和胫后动脉两终支。腘动脉的分支主要有 5 条关节支(包括膝上内、外侧动脉,膝下内、外侧动脉,膝中动脉),分布于膝关节及其附近诸肌。

5)胫后动脉　沿小腿后面浅、深屈肌间下降,经内踝后方至足底,分为足底内侧动脉与外侧动脉。其分支:①腓动脉:分布于腓骨及其附近诸肌、外踝和跟骨外侧面。②足底内侧动脉:分布于足底内侧。③足底外侧动脉:在足底斜行至第 5 跖骨底处,转向内侧至第 1 跖骨间隙,与足背动脉的足底深动脉吻合,构成足底深弓。

6)胫前动脉　向前穿小腿骨间膜至小腿前面,经小腿前群肌间下行,至踝关节的前方,于小腿下伸肌支持带下缘移行为足背动脉。

足背动脉为胫前动脉的直接延续,在内外踝前方连线的中点,位置浅表,在趾长伸肌腱的外侧可触及其搏动。足背动脉的主要分支:足底深动脉、第一跖背动脉、弓状动脉。

5.全身主要动脉的搏动点及压迫止血部位　在活体上触摸头、颈、四肢的动脉搏动点及其常用的止血部位。

（1）颈总动脉压迫止血点：在环状软骨弓水平，向后内按压向第6颈椎横突前方的颈动脉结节上。

（2）面动脉压迫止血点：在下颌骨体下缘，咬肌止点前缘处，向下颌骨压迫。

（3）颞浅动脉压迫止血点：在耳屏前上方，颧弓根部，向颞骨压迫。

（4）锁骨下动脉压迫止血点：在锁骨中点上方锁骨上窝处，向后下方第1肋压迫。

（5）肱动脉压迫止血点：在臂中部向肱骨压迫。

（6）桡动脉压迫止血点：在腕上横纹外侧端向深部压迫。

（7）尺动脉压迫止血点：在腕上横纹内侧端向深部压迫。

四、结构辨认

图11-4为头颈部的动脉（侧面观），请根据所学解剖学知识，写出图中序号的名称。

结构辨认

参考答案

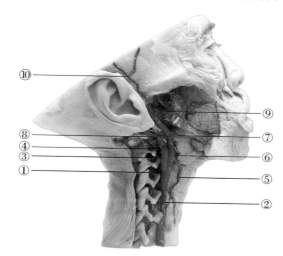

图 11-4 头颈部的动脉（侧面观）

图11-5为腹主动脉及其分支（前面观），请根据所学解剖学知识，写出图中序号的名称。

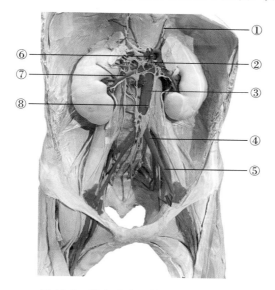

图 11-5 腹主动脉及其分支（前面观）

五、解剖绘图

请根据所学解剖学知识,绘制腹腔干及其分支,应包含肝、胃、胰、脾的分支。

六、临床案例

患者,男,65岁,1周前突发胸闷、胸痛症状且痛感不断加剧,严重时大汗淋漓,经过相关检查,初步诊断为急性冠脉综合征,建议尽快做冠脉造影检查。诊疗过程:通过手背鼻烟壶处的桡动脉进行穿刺,实施造影介入治疗,发现患者前降支、回旋支、右冠状动脉三支心脏大血管均有不同程度病变,经过40分钟的努力,完成冠脉造影及冠脉植入支架手术,病变血管血流恢复正常,胸痛症状明显缓解。

→ 解剖学分析

1.鼻烟壶远端桡动脉穿刺技术的优势是什么?

2.从远端桡动脉穿刺到冠状动脉需经过哪些动脉?

在线答题

（河北医科大学　张展翅）

实验十二 静 脉

一、实验目标

（一）知识目标

（1）掌握上腔静脉的组成和行程；颈内静脉的行程、属支及颅内、外静脉的交通；锁骨下静脉的行程；上肢浅静脉的行程及注入部位；下腔静脉的组成、行程和属支；下肢浅静脉的行程及注入部位；肝门静脉的组成、行程和属支，肝门静脉系与上、下腔静脉系之间的吻合。

（2）熟悉奇静脉系的组成及收集范围。

（3）了解静脉在结构和分布上的特点；上肢深静脉及下肢深静脉。

（二）能力目标

（1）通过标本辨认、活体指认、模型挂图等观察静脉的组成、行程和属支，建立对人体静脉的系统认识，培养学生敏锐的观察能力和辨认能力。

（2）通过观察面静脉、四肢浅静脉、肝门静脉系与上、下腔静脉系之间的吻合及临床案例讨论，培养学生的临床思维能力和分析解决问题的能力。

（三）素质目标

（1）通过对全身静脉的仔细观察以及与临床的结合，培养学生严谨求实的钻研精神。

（2）通过介绍外周静脉到心腔和大血管的行程，结合右心导管术，培养学生开拓创新的意识和治病救人的责任感。

二、实验材料

①完整大体解剖标本；②上、下肢血管标本；③全身血管模型；④虚拟仿真解剖系统。

三、实验内容

（一）静脉在结构和分布上的特点

（1）静脉在向心汇集的过程中，不断接受属支，由小静脉汇合成中等静脉，最后汇合成大静脉，管径逐渐增粗。

（2）与伴行的动脉相比，静脉管径粗、管壁薄、弹性小、属支多。

（3）静脉管壁内有静脉瓣，呈半月形，成对排列，瓣膜和管壁围成的窦腔朝向心，防止血液逆流。下肢的静脉瓣较丰富。

（4）体循环静脉分为浅静脉和深静脉。浅静脉位置表浅，位于皮下浅筋膜内，最后注入深静脉。深静脉位于深筋膜深面或体腔内，与动脉伴行。

（5）浅静脉之间，深静脉之间及浅、深静脉之间均存在广泛的交通。

（6）结构特殊的静脉：硬脑膜窦和板障静脉。

（二）肺循环的静脉

左上、左下肺静脉和右上、右下肺静脉4条肺静脉出肺门，注入左心房。

（三）体循环的静脉

体循环的静脉包括上腔静脉系、下腔静脉系（含肝门静脉系）和心静脉系（见心的静脉）。

1.上腔静脉系

（1）头颈部静脉：头颈部浅静脉包括面静脉、下颌后静脉、颈前静脉和颈外静脉，头颈部深静脉包括颅内静脉、颈内静脉和锁骨下静脉等（图12-1）。

①面静脉：自内眦处起于内眦静脉，伴随面动脉后方向下行至下颌角下方，与下颌后静脉的前支汇合成面总静脉，越过颈内、外动脉的表面，向下外行至舌骨大角高度处注入颈内静脉。面静脉通过眼上静脉和眼下静脉与颅内的海绵窦交通，并通过面深静脉与翼静脉丛交通，继而与海绵窦交通。面静脉在口角水平以上缺乏静脉瓣。

②下颌后静脉：由颞浅静脉和上颌静脉汇合而成。下颌后静脉于腮腺下缘处分为前、后两支：前支汇入面静脉；后支与耳后静脉及枕静脉汇合成颈外静脉。下颌后静脉收集面侧区和颞区的静脉血。

③颈外静脉：颈部最粗大的浅静脉，由下颌后静脉的后支、耳后静脉和枕静脉在下颌角处汇合而成，沿胸锁乳突肌表面下行，注入锁骨下静脉或静脉角。颈外静脉收集头皮和面部的静脉血。

④颈内静脉：头颈部静脉血回流的主干，于颈静脉孔处续于乙状窦，在颈动脉鞘内沿颈内动脉和颈总动脉外侧下行，至胸锁关节后方与锁骨下静脉汇合成头臂静脉。

⑤锁骨下静脉：在第1肋外侧缘续于腋静脉，至胸锁关节后方与颈内静脉汇合成头臂静脉。锁骨下静脉的主要属支是腋静脉和颈外静脉。锁骨下静脉可作为临床静脉穿刺或长期留置导管输液的部位。

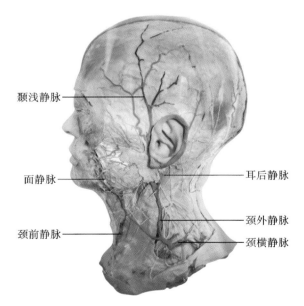

图 12-1　头颈部浅静脉

（2）上肢静脉。

①上肢浅静脉：头静脉起自手背静脉网的桡侧，沿前臂和臂桡侧的浅筋膜内上行，再经三角肌与胸大肌间沟穿深筋膜，注入腋静脉或锁骨下静脉。贵要静脉起自手背静脉网的尺侧，沿前臂尺侧的浅筋膜内上行，至肘部转至前面，再经肱二头肌内侧沟行至臂中点高度，穿深筋膜注入肱静脉，或伴肱静脉向上注入腋静脉。肘正中静脉变异较多，通常在肘窝处。头静脉通过肘正中静脉

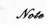

与贵要静脉交通(图 12-2)。临床上常在手背静脉网、前臂和肘部前面的浅静脉取血、输液和注射药物。

②上肢深静脉:从手掌至腋窝的深静脉均与同名动脉伴行。肱动脉和桡、尺动脉都有 2 条同名的静脉伴行。2 条肱静脉于胸大肌下缘处合成腋静脉,在第 1 肋外侧缘续为锁骨下静脉。

(3)胸部静脉:主要有头臂静脉、上腔静脉、奇静脉及其属支。

①头臂静脉:由颈内静脉和锁骨下静脉在胸锁关节后方汇合而成,汇合部称静脉角,由淋巴导管注入。左、右头臂静脉至右侧第 1 胸肋结合处后方汇合成上腔静脉。

②上腔静脉:由左、右头臂静脉汇合而成,沿升主动脉右侧下行注入右心房。

③奇静脉:起自右腰升静脉,沿胸椎体右侧上升,至第 4 胸椎体高度,向前勾绕右肺根上方,注入上腔静脉。奇静脉收集右侧肋间后静脉、食管静脉、右支气管静脉和半奇静脉的血液。

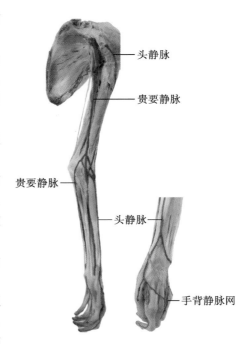

图 12-2 上肢浅静脉

④半奇静脉:起自左腰升静脉,沿胸椎体左侧上行,约达第 8 胸椎体高度,向右跨越脊柱,注入奇静脉。半奇静脉收集左侧下部肋间后静脉、食管静脉和副半奇静脉的血液。

⑤副半奇静脉:沿胸椎体左侧下行,注入半奇静脉或向右跨过脊柱前面注入奇静脉。副半奇静脉收集左侧上部肋间后静脉和左支气管静脉的血液。

 知识拓展

心导管术的创立

沃纳·福斯曼(Werner Forssmann)1904 年出生于德国,从小立志行医,24 岁通过了国家考试,成为一家医院的见习外科医生。当时,外科医学已发展到一定程度,可以对人体大多数器官进行手术治疗,但唯独心脏手术是无法逾越的禁区。当福斯曼了解到法国生理学家——克劳德·伯纳德(Claude Bernard)曾直接将导管插入活着的动物心脏内,而动物毫无异常时,他深受启迪,决定一探究竟。1929 年,福斯曼在局部麻醉下切开了自己的左臂肘正中静脉,把导管插入静脉,并沿着静脉血管向前推进,终于将导管推进了自己的右心房。之后,他又做了 9 次"疯狂"的自体试验,几乎涉及自身所有的浅静脉。他还曾将最初的造影剂——碘化钠溶液注入导管内,拍摄了右心造影照片。福斯曼的心脏导管术一开始并未受到医学界的重视和支持,直到 1956 年福斯曼与另外两位美国学者共同获得诺贝尔生理学或医学奖,他才被世人所知,成为现代心脏病学开创者之一。

2. 下腔静脉系

(1)下肢静脉。

①下肢浅静脉:大隐静脉是全身最长的静脉,起自足背静脉弓的内侧端,经内踝前方,沿小腿内侧伴随隐神经上行,过膝关节内后方,再沿大腿内侧上行,并逐渐转至前面,至耻骨结节外下方

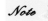

3～4 cm处,穿隐静脉裂孔注入股静脉。大隐静脉在注入股静脉之前接受股内侧浅静脉、股外侧浅静脉、阴部外静脉、腹壁浅静脉和旋髂浅静脉5条属支(图12-3)。小隐静脉起自足背静脉弓的外侧端,经外踝后方,沿小腿后面中线上行至腘窝,穿腘筋膜注入腘静脉(图12-4)。

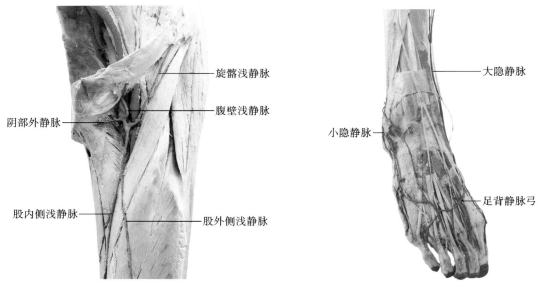

| 图 12-3　大隐静脉属支 | 图 12-4　下肢浅静脉 |

②下肢深静脉:足和小腿的深静脉与同名动脉伴行,每条动脉都有2条静脉伴行。胫前静脉和胫后静脉在腘肌下缘处汇合成腘静脉。腘静脉穿收肌腱裂孔移行为股静脉。股静脉经腹股沟韧带深面续为髂外静脉。股静脉在股三角内位置表浅,临床上常在此做静脉穿刺插管。

(2)腹盆部静脉:主要有髂外静脉、髂内静脉、下腔静脉和肝门静脉及其属支。

①髂外静脉:股静脉的直接延续,至骶髂关节前方,与髂内静脉汇合为髂总静脉。

②髂内静脉:由盆部静脉汇合而成,与髂外静脉汇合成髂总静脉。

③髂总静脉:由髂外静脉和髂内静脉在骶髂关节前方汇合而成,向内上方斜行汇合成下腔静脉。

④下腔静脉:由左、右髂总静脉在第5腰椎体右前方汇合而成,沿腹主动脉右侧上行,经肝的腔静脉沟,穿膈的腔静脉孔进入胸腔,注入右心房。下腔静脉的属支分为壁支和脏支。壁支包括1对膈下静脉和4对腰静脉。同侧各腰静脉之间的纵支连成腰升静脉。脏支包括睾丸(卵巢)静脉、肾静脉、肾上腺静脉和肝静脉等。右侧睾丸静脉以锐角注入下腔静脉,左侧睾丸静脉则以直角先注入左肾静脉,然后随肾静脉注入下腔静脉。卵巢静脉注入部位同睾丸静脉。左肾上腺静脉注入左肾静脉,右肾上腺静脉注入下腔静脉。

⑤肝门静脉系:由肝门静脉及其属支组成,收集消化道(食管腹段到齿状线)、脾、胰和胆囊的静脉血,即腹腔不成对脏器(肝和肛管除外)的静脉血。

肝门静脉由肠系膜上静脉和脾静脉在胰颈的后方汇合而成,斜向右上,进入肝十二指肠韧带,在肝固有动脉和胆总管的后方上行至肝门,分为左、右2支,分别进入肝左、右叶,在肝内反复分支,最后终于肝血窦。

肝门静脉的属支包括肠系膜上静脉、脾静脉、肠系膜下静脉、胃左静脉、胃右静脉、胆囊静脉和附脐静脉等。脾静脉起自脾门处,经脾动脉下方和胰后方右行,与肠系膜上静脉汇合成肝门静脉。

肝门静脉系与上、下腔静脉系间的吻合非常丰富,包括食管静脉丛、直肠静脉丛、脐周静脉网以及椎内、外静脉丛等。

下腔静脉
及其属支

肝门静脉
及其属支

四、结构辨认

图 12-5 为下腔静脉及其属支,请根据所学解剖学知识,写出图中序号的名称。

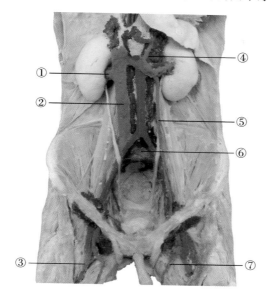

图 12-5 下腔静脉及其属支

结构辨认
参考答案

五、解剖绘图

请根据所学解剖学知识,绘制肝门静脉系与上、下腔静脉系之间的交通吻合。

六、临床案例

患者,男,20 岁,6 天前出现左鼻翼皮肤红肿,可见脓头,自行挤压排脓,后出现发热、寒战、头痛剧烈,逐渐神志不清。查体:体温 39 ℃,脉搏 90 次/分,血压 100/60 mmHg。

临床案例
参考答案

解剖学分析

1. 试述面静脉的走行。
2. 试分析为什么鼻翼部脓肿挤压后会出现发热、寒战、头痛、神志不清等症状。

在线答题

(河北医科大学 李莎)

实验十三　淋巴系统

一、实验目标

（一）知识目标

（1）掌握胸导管、右淋巴导管的起始、行程、收集部位和注入部位；腋淋巴结群、腹股沟淋巴结群的位置、收集范围及其回流；脾的位置、形态。

（2）熟悉淋巴结的形态、构造，各淋巴干的名称、收集范围。

（3）了解淋巴管道的分类，胸腺的位置、形态和功能。

（二）能力目标

（1）通过对乳糜池和胸腺的观察，培养学生的理解能力。

（2）通过探讨炎症、肿瘤与淋巴的关系，培养学生的临床思维能力。

（三）素质目标

（1）通过认识丝虫病的危害，了解我国在丝虫病防治上取得的医学成就，培养学生的家国情怀和治病救人意识。

（2）通过认识肿瘤细胞经淋巴管道转移这一医学难题，培养学生攻坚克难的医学钻研精神。

二、实验材料

①大体标本（示胸导管，示部分肢体和脏器局部淋巴结）；②脾脏标本与模型；③淋巴系统模型；④虚拟仿真解剖系统。

三、实验内容

（一）淋巴管道

淋巴管道包括毛细淋巴管、淋巴管、淋巴干和淋巴导管。

1. 毛细淋巴管　盲端起始，因构成的内皮细胞有纤维细丝牵拉，处于扩张状态，其通透性较强，蛋白质、细胞碎片、脂类、异物、细菌和肿瘤细胞等容易进入毛细淋巴管。肿瘤细胞常经淋巴管转移。上皮、角膜、晶状体、软骨、胎盘、骨髓等处无毛细淋巴管。

2. 淋巴管　淋巴管由毛细淋巴管汇合而成，淋巴结串联其中，内有单向开放的瓣膜，呈串珠状或藕节状。淋巴管分为浅、深两类，浅淋巴管位于浅筋膜内，深淋巴管位于深筋膜内，多与血管伴行，浅、深淋巴管之间有丰富的吻合交通。

3. 淋巴干　淋巴管经淋巴结中继后汇合成淋巴干，共9条：左、右颈干，左、右锁骨下干，左、右支气管纵隔干，左、右腰干和一条肠干。

4. 淋巴导管　淋巴干汇合成淋巴导管，即胸导管和右淋巴导管，分别注入左、右静脉角（图13-1）。

胸导管由左右腰干和肠干在第 1 腰椎前汇合而成,起始端膨大部分称乳糜池,是全身最大的淋巴导管。行程:第 1 腰椎前的乳糜池→穿主动脉裂孔→沿脊柱右前方上升→第 5 胸椎水平转左上→左颈根部收纳左颈干、左锁骨下干、左支气管纵隔干→左静脉角。注入部位:左静脉角。收集范围:下半身和左上半身的淋巴(全身淋巴的 3/4)。

右淋巴导管由右颈干、右锁骨下干、右支气管纵隔干在右颈根部汇成。注入部位:右静脉角。收集范围:右上半身的淋巴(全身淋巴的 1/4)。

胸导管及
淋巴导管

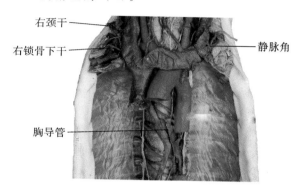

右颈干
右锁骨下干
静脉角
胸导管

图 13-1　淋巴导管

（二）淋巴组织

淋巴组织分为弥散淋巴组织和淋巴小结,起防御屏障作用。因结构微小,实验不做要求。

（三）淋巴器官

淋巴器官包括淋巴结、脾、胸腺、扁桃体。

1. 淋巴结　淋巴结为灰红色的圆形或椭圆形小体,大小为 0.2～0.5 cm,一侧隆凸,有输入淋巴管进入,一侧凹陷,发出输出淋巴管。淋巴结多成群分布,数目不定,不易触及,按位置不同分为浅淋巴结和深淋巴结,分别位于浅、深筋膜内,多沿血管排列。淋巴结具有制造淋巴细胞、过滤细胞、吞噬细菌、产生抗体等功能。

哨位淋巴结是引流某一器官或部位淋巴的第一级淋巴结。当该器官或部位发生病变时,该淋巴结对进入淋巴管道的细菌、肿瘤细胞、寄生虫等进行堵截和清除,从而发生病理性增大,局部淋巴结肿大常反映其引流范围存在病变,对疾病的诊断和治疗具有重要意义。甲状腺、食管和肝部分淋巴管不经过淋巴结,易引起肿瘤细胞向远处转移。

2. 脾　最大的淋巴器官。暗红色,扁椭圆形,位于左季肋区,胃底与膈之间,与左侧第 9～11 肋相对,其长轴与第 10 肋一致。分膈、脏两面,前、后两端,上、下两缘,上缘有脾切迹,正常时在肋弓下缘不触及,肿大时可触及,脾切迹是脾触诊的标志。

3. 胸腺　位于胸骨柄的后方,前纵隔的上部。儿童胸腺发达,成人萎缩。胸腺分泌胸腺激素,胸腺激素的作用是将从骨髓迁移来的没有免疫功能的淋巴细胞转变成具有免疫功能的 T 淋巴细胞。

脾

（四）淋巴结的位置和引流

全身主要的淋巴结如下。

1. 头部淋巴结

(1)乳突淋巴结:即耳后淋巴结,位于胸锁乳突肌止点表面,引流颅顶部、颞区和耳郭后面的淋巴。

(2)下颌下淋巴结:位于下颌下腺附近,引流面部和口腔器官的淋巴。

2. 颈部淋巴结

(1)气管旁淋巴结:位于气管和食管之间侧沟内,沿喉返神经排列,引流喉、甲状腺、气管和食管的淋巴。感染或肿瘤转移可引起气管旁淋巴结肿大,压迫喉返神经,出现声音嘶哑。

(2)颈外侧淋巴结:分为浅、深两群。颈外侧浅淋巴结沿颈外静脉排列,引流颈外侧浅层结构的淋巴,并收集枕淋巴结、乳突淋巴结和腮腺淋巴结的淋巴;颈外侧深淋巴结沿颈内静脉排列,以肩胛舌骨肌为界,分上、下两群。上群沿颈内静脉上段排列,其中颈内静脉二腹肌淋巴结引流鼻咽部、腭扁桃体和舌根的淋巴,鼻咽癌和舌癌常首先转移至该淋巴结,颈内静脉肩胛舌骨肌淋巴结引流舌尖的淋巴。下群沿颈内静脉下段排列,引流颈根部、胸壁上部和乳房上部的淋巴,收集颈前、颈外侧浅淋巴结、颈外侧上深淋巴结的淋巴。左侧斜角肌淋巴结又称 Virchow 淋巴结,胃癌淋巴转移首先转移至该淋巴结。沿颈横血管分布的称锁骨上淋巴结,位于锁骨上方。

(3)咽后淋巴结:位于咽后壁和椎前筋膜间,引流鼻腔后部、鼻旁窦、鼻咽部和喉咽部的淋巴。

3.上肢淋巴结

(1)肘淋巴结:分为浅、深两群,位于肱骨内上髁上方和肘窝深血管周围,引流手尺侧半和前臂尺侧半的淋巴。

(2)锁骨下淋巴结:位于锁骨下,三角肌与胸大肌间沟内,沿头静脉排列,引流头静脉上行的浅淋巴。

(3)腋淋巴结:位于腋窝内,分5群。外侧淋巴结,沿腋静脉排列,收集除注入锁骨下淋巴以外的上肢浅、深淋巴管的淋巴;胸肌淋巴结,沿胸外侧血管排列,引流腹前外侧壁、胸外侧壁以及乳房外侧壁和中央部的淋巴,乳腺癌淋巴转移首先转移至该淋巴结;肩胛下淋巴结,位于腋窝后壁,引流颈后部和背部的淋巴;中央淋巴结,位于腋窝中央,收集上述三群的淋巴;尖淋巴结,沿腋静脉的近侧段排列,引流乳腺上部的淋巴,并收集上述4群的淋巴和锁骨下淋巴结的淋巴。

4.胸部淋巴结

(1)胸骨旁淋巴结:沿胸廓内血管排列,引流胸腹前壁和乳房内侧部的淋巴,收集膈上淋巴结的淋巴。

(2)支气管肺淋巴结:位于肺门处,又称肺门淋巴结,收纳肺、食管处的淋巴。

5.下肢淋巴结

(1)腘淋巴结:分为浅、深两群,分别沿小隐静脉末端和腘血管排列,收纳足外侧缘和小腿后外侧部的浅部淋巴以及足和小腿的深部淋巴。

(2)腹股沟淋巴结:分为浅、深两群。腹股沟浅淋巴结位于腹股沟韧带下方,分为上、下两群,上群引流腹前外侧壁下部、臀部、会阴和子宫底的淋巴;下群收集除足外侧缘和小腿后外侧部外的下肢浅淋巴。腹股沟深淋巴结位于股静脉周围和股管内,引流大腿深部和会阴的淋巴,并收集腘淋巴结深群和腹股沟浅淋巴结的淋巴。

6.盆部淋巴结

(1)骶淋巴结:沿骶正中血管和骶外侧血管排列,引流盆后壁、直肠、前列腺或子宫等处的淋巴。

(2)髂外淋巴结:沿髂外血管排列,引流腹前外侧壁下部、膀胱、前列腺或子宫和阴道上部的淋巴,并收集腹股沟淋巴结的淋巴。

7.腹部淋巴结

(1)肠系膜上淋巴结:沿肠系膜上动脉及其分支排列,收集肠系膜淋巴结、回结肠淋巴结、右结肠淋巴结和中结肠淋巴结的淋巴。

(2)肠系膜下淋巴结:沿肠系膜下动脉及其分支排列,收集左结肠淋巴结、乙状结肠淋巴结和直肠上淋巴结的淋巴。

(五)部分器官淋巴引流

1.肺的淋巴引流 肺的淋巴注入肺淋巴结、支气管肺淋巴结、气管支气管淋巴结和气管旁淋巴结。

2.食管的淋巴引流 食管颈部的淋巴注入气管旁淋巴结和颈外侧下深淋巴结,食管胸部的淋巴注入纵隔后淋巴结、气管旁淋巴结、气管支气管淋巴结和胃左淋巴结,食管腹部的淋巴注入胃左淋巴结。

3. 胃的淋巴引流　胃的淋巴引流方向有 4 个:胃底右侧部、贲门部、胃小弯部注入胃上淋巴结;幽门部小弯侧注入幽门上淋巴结;胃底左侧部、胃大弯部左侧部注入胃网膜左淋巴结、胰淋巴结和脾淋巴结;胃大弯右侧部和幽门部大弯侧注入胃网膜右淋巴结和幽门下淋巴结。

4. 肝的淋巴引流　肝膈面的淋巴注入膈上淋巴结、肝淋巴结,部分注入腹腔淋巴结、胃左淋巴结和胸导管。肝脏面的淋巴注入肝淋巴结、腹腔淋巴结和膈上淋巴结。

5. 直肠的淋巴引流　齿状线以上的淋巴注入直肠上淋巴结、髂内淋巴结和骶淋巴结,齿状线以下的淋巴注入腹股沟浅淋巴结。

6. 子宫的淋巴引流　子宫底和子宫体上部的淋巴注入腰淋巴结、腹股沟浅淋巴结,子宫体下部、子宫颈的淋巴注入髂内、外淋巴结、闭孔淋巴结和骶淋巴结。

7. 乳房的淋巴引流　乳房外侧部和中央部的淋巴注入胸肌淋巴结,上部的淋巴注入尖淋巴结和锁骨上淋巴结,内侧部的淋巴注入胸骨旁淋巴结,内侧部的浅淋巴管与对侧的淋巴管交通,内下部的淋巴管通过腹壁和膈下淋巴管与肝淋巴管交通。

利用虚拟仿真解剖系统展示部分器官的淋巴引流:如肺、食管、胃、肝、直肠、乳房、子宫等。

 知识拓展

象皮肿

淋巴水肿是机体局部淋巴回流受阻引起的软组织液在体表反复感染后引起皮下纤维结缔组织增生、脂肪硬化,后期皮肤增厚、粗糙、坚韧如象皮,亦称"象皮肿"。淋巴水肿按病因可分为原发性淋巴水肿和继发性淋巴水肿。原发性淋巴水肿分为先天性和早发性的淋巴发育不全、淋巴发育低下和淋巴增生;继发性淋巴水肿见于寄生虫、细菌、真菌感染,损伤性的操作(如手术、放疗、灼伤)或恶性肿瘤。我国曾经大范围流行丝虫病,其侵犯淋巴系统,引起淋巴管炎和淋巴结炎,造成"象皮肿",给人们健康带来严重的危害。经过半个多世纪艰苦卓绝的奋斗,我国率先在全球 80 多个丝虫病流行国家和地区中消除丝虫病,这是我国继宣布消灭天花和实现无脊髓灰质炎目标以来,在公共卫生领域取得的又一项重大成就。

四、结构辨认

图 13-2 所示为脾的脏面观,请根据所学解剖学知识,写出图中序号的名称。

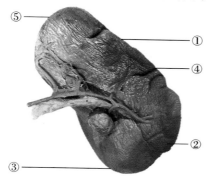

图 13-2　脾(脏面观)

结构辨认

参考答案

五、解剖绘图

请观察腋窝淋巴结的位置及排列关系,绘出腋窝淋巴结的五群等,并标出名称和所指示的结构。

六、临床案例

患者,女,58 岁,因乳房发现肿块入院就诊。查体发现左侧乳房外上象限有一硬结,大小约 2.0 cm×1.5 cm,质硬,边界不清,无明显不适,乳房外观呈橘皮样改变,同时检查腋窝有多个淋巴结肿大。医生在超声引导下进行采样活检,初步诊断:乳腺癌Ⅲ期。

解剖学分析

1.试述腋窝淋巴结的组成和排列方向。
2.乳腺癌最早转移的淋巴结是什么?
3.分析为什么乳腺癌晚期会出现橘皮样改变,跟癌症的早期表现有什么不同。

在线答题

(湖南医药学院　万星光)

实验十四　视　　器

一、实验目标

（一）知识目标

（1）掌握角膜、巩膜、虹膜、睫状体和视网膜的形态、结构和功能；眼球前房、后房、房水、晶状体和玻璃体的形态、位置；房水的循环途径；眼屈光装置的组成；结膜的形态结构；眼球外肌的名称、位置和作用。

（2）熟悉泪器、泪腺和泪道的形态、位置和开口；眼球的辅助装置的组成和功能，眼睑的形态和构造。

（3）了解眼球的外形；眼的血管（眼动脉和眼上、下静脉）和神经。

（二）能力目标

（1）通过对视器标本和模型的观察，培养学生的观察能力、分析能力和使用规范性专业术语的能力。

（2）在学习相关结构的同时，结合与视器相关的临床疾病进行分析，培养学生的临床思维能力。

（三）素质目标

（1）通过对眼球屈光装置的学习，结合青少年近视问题，培养学生科学健康用眼，积极进行角膜捐献宣传。

（2）通过介绍我国战胜沙眼的光辉成就，白内障手术的"光明行"公益活动等，培养学生的民族自豪感，激发学生的社会责任感。

二、实验材料

①眼睑、眼外肌标本；②新鲜猪或牛眼标本；③显示眼外肌的眼眶标本；④眼球模型；⑤虚拟仿真解剖系统。

三、实验内容

（一）眼球

对照模型，观察眼球标本，辨认下列结构。

1. 眼球壁的结构

（1）外膜：即纤维膜，分为前1/6的角膜和后5/6的巩膜两部分。角膜无色透明，曲度较大，有折光作用，无血管和淋巴管，但含有丰富的感觉神经末梢。巩膜呈乳白色，不透明，质地厚而坚韧。巩膜前缘接角膜，后部与神经相连，巩膜与角膜交界处的深部有一条环形小管，称巩膜静脉窦，是房水流出的通道。

（2）中膜：也称血管膜或葡萄膜，含丰富的血管和色素细胞，由前向后分为虹膜、睫状体和脉络膜三部分。

①虹膜：位于中膜最前部，呈环形，冠状位。中央有一个圆形的孔，称瞳孔。虹膜内有两种不同方向的平滑肌，一种位于近瞳孔周围呈环形排列，称瞳孔括约肌；另一种以瞳孔为中心向周围呈放射状排列，称瞳孔开大肌。

②睫状体：位于巩膜与角膜移行部的内面，前接虹膜，是中膜最肥厚的部分。中膜的前部有向内面突出呈放射状排列的皱襞，称睫状突。后部内面较平坦，称睫状环。睫状体实质内有平滑肌，称睫状肌。

③脉络膜：位于睫状体后方，占中膜的后 2/3。脉络膜为柔软的薄膜，后方有视神经穿过，外面与巩膜疏松结合，内面紧贴视网膜的色素层。

（3）内膜（视网膜）：内膜在中膜的内面，分两层。外层为色素部，内层为神经部，两层之间连接疏松，临床上所说的"视网膜剥离"即指此两层的分离。视网膜从前向后可分为三部分：虹膜部、睫状部和脉络膜部。前两部分无感光作用，故又称视网膜盲部。脉络膜部附于脉络膜内面，有感光作用，又称视网膜视部。视网膜视部的内层含有三层神经细胞，由外向内依次为视细胞（视锥、视杆细胞）、双极细胞和节细胞。节细胞的轴突在视网膜的后部集成束，形成白色圆盘形隆起，称视神经盘（视神经乳头），此处无感光细胞，故称生理盲点。视网膜中央动、静脉即由此穿行。视神经盘颞侧约 3.5 mm 处有一个黄色区，称黄斑（在新鲜人眼标本上才能看到），黄斑的中央凹陷处称中央凹，是最敏锐的感光部位，也是最敏锐的辨色部位。

2. 眼球的内容物

（1）眼房和房水：眼房是位于角膜、晶状体和睫状体之间的腔隙，被虹膜分为前房和后房，两房间借瞳孔相通。虹膜与角膜相交所成的环形区域称虹膜角膜角，又称前房角。此角的前外侧壁有栅状的小梁网，其空隙称虹膜角膜角隙（Fontana 腔），与巩膜静脉窦相通。

房水充满于眼房内，由睫状体产生，经后房、瞳孔到达前房，再经虹膜角膜角回流入巩膜静脉窦，再经睫前静脉，最后汇入眼静脉。

（2）晶状体：位于虹膜与玻璃体之间，形似双凸透镜，无色透明而富有弹性。晶状体周缘借排列细密的纤维状结构组成的睫状小带连于睫状突。晶状体的曲度可随睫状肌的舒缩而改变。

 知识拓展

人工晶体

晶状体透明度降低或者颜色改变，导致其光学质量下降而引起白内障。白内障超声乳化摘除联合人工晶体植入术是目前首选的治疗方案。传统人工晶体为单焦点，只能保证患者一种距离的视力恢复正常，术后中视力如看电脑、近视力如阅读看报纸，仍然需要佩戴眼镜。后来人工晶体逐渐发展到双焦点乃至三焦点，临床中应用结果表明，三焦点人工晶体与双焦点和单焦点人工晶体相比，能提供更好的中、近视力，受到患者的普遍欢迎。

（3）玻璃体：无色透明的胶状物质，充满于晶状体和视网膜之间，表面覆有玻璃体囊，玻璃体除有折光作用外，尚有支撑视网膜的作用。

（二）眼副器（眼球的辅助装置）

观察含眼副器的模型，辨认下列结构。

1. 眼睑 分上睑和下睑，位于眼球前方，为保护眼球的屏障。上、下睑之间的裂隙称睑裂。睑裂的内、外侧端分别称内眦和外眦。眼睑的游离缘称睑缘。眼睑的前缘有向外生长的睫毛。眼睑的后缘有睑板腺的开口。上、下睑缘内侧端各有一乳头状隆起,称泪乳头,乳头顶端的小孔名泪点。

2. 结膜 一层薄而透明的富有血管的光滑黏膜,可分为两部分:覆盖在眼睑内面的部分称睑结膜;被覆在巩膜前面的部分称球结膜。上、下睑结膜与球结膜相移行,其反折处分别构成结膜上穹和结膜下穹。

3. 泪器 由泪腺和泪道构成。

(1)泪腺:位于眶上壁外侧部的泪腺窝内,有10~20条排泄小管开口于结膜上穹的外侧部。

(2)泪道:包括泪点、泪小管、泪囊和鼻泪管。①泪点:泪乳头顶端的小孔,有上、下两泪点。②泪小管:位于眼睑的皮下,起自泪点,分为上、下泪小管,两者汇合后开口于泪囊。③泪囊:位于眼眶内侧壁的泪囊窝内,为一个膜性囊。上部为盲端,下部移行于鼻泪管。④鼻泪管:膜性管道。鼻泪管上部包埋于骨性鼻泪管中,与骨膜紧密结合;下部在鼻腔外侧壁黏膜深面,末端开口于下鼻道。当鼻黏膜充血时,由于鼻泪管下端及开口受阻,出现溢泪现象。因此感冒时可出现流涕及流眼泪的症状。

4. 眼外肌 包括6条运动眼球的肌肉和1条运动眼睑的上睑提肌,都是骨骼肌(图14-1、图14-2)。

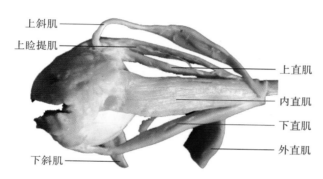

图 14-1 眼外肌内侧面观(右侧)

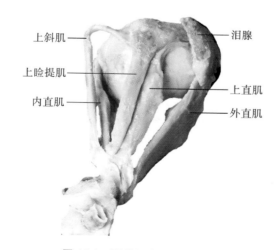

图 14-2 眼外肌上面观(右侧)

(1)运动眼球的外在肌:共有6条肌肉,即4条直肌和2条斜肌。它们都起自视神经管周围的总腱环,各肌向前,在眼球中纬线的前方,分别止于上方、下方、内侧和外侧的巩膜上。

上直肌使瞳孔转向上内方;下直肌使瞳孔转向下内侧;内直肌使瞳孔转向内侧;外直肌使瞳孔转向外侧;上斜肌起自视神经管的总腱环,位于上直肌和内直肌之间,经细腱通过附于眶内侧壁前方的滑车,转向眼球的后外方,在上直肌下方止于眼球上方的后外侧面,其收缩可使瞳孔转向下外方。

（2）上睑提肌：起自视神经管的前上方眶壁，在上直肌上方向前走行止于上睑的皮肤和上睑板，作用为提上睑，开大睑裂，与眼轮匝肌的作用相抵抗。

（三）视器的血管和神经

在眼球模型和标本上观察并辨认下述结构。

1.视器的血管　眼球和眶内结构皆由眼动脉供给营养。

（1）视网膜中央动脉：由眼球后方穿入视神经内，前行至视神经盘处穿出，分为上、下2支，上、下2支再各分为2小支，形成视网膜鼻侧上、下小动脉与视网膜颞侧上、下小动脉，营养视网膜内层。眼动脉发出睫后短动脉（脉络膜动脉）及睫后长动脉（虹膜动脉）等分布于相应结构。

（2）眼静脉：眶内血液通过眼静脉回流，眼球内的静脉主要有视网膜中央静脉和涡静脉，它们最后汇入眼静脉，眼静脉则回流至海绵窦。

2.视器的神经　除视神经连于眼球外，还包括动眼神经支配除上斜肌、外直肌以外的其他眼球外肌；滑车神经支配上斜肌；展神经支配外直肌；眼神经管理眼球的一般感觉；交感神经支配瞳孔开大肌；副交感神经支配睫状肌和瞳孔括约肌。

四、结构辨认

图14-3为眼球壁的构造和眼球内容物，请根据所学解剖学知识，写出图中序号的结构名称。

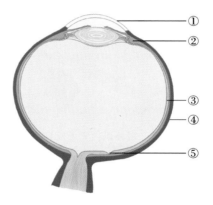

图14-3　眼球壁的构造和眼球内容物

五、解剖绘图

请根据所学解剖学知识，绘制眼底的示意图，图中应包含并标出视神经盘、黄斑、中央凹和视网膜中央动脉等结构。

六、临床案例

患者，男，19岁，自11岁开始近视，升入大学后双眼均需佩戴500度眼镜，才能恢复正常视力，离开眼镜不能正常生活，经了解准备做激光治疗手术。

→ 解剖学分析

1.试述眼球折光系统的组成。

2.试述近视眼形成的解剖学原理和近视镜的工作原理。

3.试分析激光手术的原理。

在线答题

（大连医科大学　付元山）

实验十五　前庭蜗器

一、实验目标

(一)知识目标

(1)掌握外耳道的位置、形态、分部;鼓膜的形态、位置和分部;鼓室的位置、6 个壁的主要形态结构及毗邻;咽鼓管的位置、分部、开口部位和作用;乳突窦和乳突小房的位置;内耳的位置和分部;骨迷路的分部,各部的形态以及骨迷路与膜迷路的位置关系;膜迷路各部的形态与功能;听觉和位置觉感受器的位置与功能。

(2)熟悉耳郭的形态结构;中耳的组成;听小骨的名称和排列。

(3)了解前庭蜗器的分部和各部的功能;外耳的组成;婴幼儿外耳道的特点;婴幼儿咽鼓管的特点;声波的传导途径。

(二)能力目标

(1)通过观察和理解鼓室壁、内耳迷路的位置、毗邻和交通关系,培养学生对局部形态结构的空间理解能力。

(2)通过学习耳形态结构,拓展鼓膜穿孔、中耳炎、耳聋等相关临床疾病的知识,把解剖形态结构的特点应用到临床问题中,培养学生的临床思维和解决临床问题的能力。

(三)素质目标

(1)通过对声波传导途径的学习,把解剖形态结构与生理功能相结合,强化学生结构和功能相统一的辩证思维。

(2)通过拓展耳聋临床案例,结合全国爱耳日的主题宣传,关爱听力健康,树立爱耳意识,增强认识耳、研究耳、开发人工耳蜗的创新意识。

二、实验材料

①颅的侧面观、颅底内面观、颅底外面观标本;②游离颞骨标本;③颞骨切开标本(示鼓室壁);④听小骨标本;⑤耳的模型(示外耳、中耳和内耳);⑥骨迷路和膜迷路模型;⑦虚拟仿真解剖系统。

三、实验内容

前庭蜗器包括外耳、中耳和内耳三部分。

(一)外耳

利用外耳模型、外耳标本以及在体外耳的相互观察,辨认、观察、描述、理解耳郭、外耳道以及鼓膜的分部和各自的形态结构。

1.耳郭　耳郭的前外侧面呈不规则凹形,周缘卷曲,为耳轮。耳轮的前上端以耳轮脚起于外耳门上缘,后上部有时可见耳郭结节,后下端向下续为耳垂。耳轮前方与其平行的隆起为对耳轮。对耳轮向上向前分叉,形成对耳轮上脚和对耳轮下脚,两脚之间的凹陷为三角窝。在耳轮与对耳轮之间的长沟,为耳舟。在对耳轮前方的深凹为耳甲,被耳轮脚分为上部的耳甲艇和下部的耳甲腔。耳甲腔底可见外耳门,向内通向外耳道。在外耳门前方的小结节,为耳屏。在外耳门后方,对耳轮下端、耳屏对侧的小隆起,为对耳屏。耳屏与对耳屏之间有屏间切迹,其下方的悬垂部不含软骨,为耳垂。耳郭的后内侧面隆凸,与头部侧面之间形成耳郭后沟。除耳垂以外,可扪及不规则的耳郭软骨。

2. 外耳道 介于外耳门和鼓膜之间,分为外侧 1/3 的软骨部和内侧 2/3 的骨部,两部接连处较狭窄,为外耳道峡。外耳道软骨与耳郭软骨相连。成人外耳道走行弯曲,自外向内,先朝前上,继而稍向后,再弯向前下。检查成人外耳道和鼓膜时,须将耳郭拉向后上方,使外耳道变直便于检查。婴幼儿外耳道较短、平、直,检查时须将耳郭拉向后下方。

3. 鼓膜 介于外耳道底与中耳鼓室之间,呈灰色、半透明,具有珍珠样光泽。鼓膜周缘借纤维软骨环,大部分附着于外耳道底的鼓膜环沟,小部分附着于鼓切迹。鼓膜呈浅漏斗状,外面中央最凹处为鼓膜脐,内面为锤骨柄末端附着处。自鼓膜脐沿锤骨柄向上,分别向前、向后形成锤骨前襞和锤骨后襞。两襞以上三角区的鼓膜薄而松弛,为松弛部。其他大部分鼓膜由于附着于鼓膜环沟中,坚韧紧张,为紧张部。鼓膜前下方见有一个尖端起自鼓膜脐,底向鼓膜前下边缘的三角形反光区,为光锥。为了描述和记录方便,可将鼓膜分为 4 个象限,即沿锤骨柄作一条延长线,再经鼓膜脐作一条直线与之垂直相交,即可将鼓膜划分为前上、后上、前下、后下 4 个象限。光锥在鼓膜的前下象限。

(二)中耳

利用中耳模型和标本、分离颞骨标本、显示鼓室壁的颞骨标本结合颅的侧面观、颅底内面观、颅底外面观标本,辨认、观察、描述、理解中耳的位置、分部以及各部(鼓室、咽鼓管、乳突窦及乳突小房)的形态结构,理解鼓室 6 个壁的名称、主要结构、毗邻和交通。通过听小骨标本辨认、观察、描述、理解听小骨链的组成、每块听小骨的形态结构和功能。

1. 鼓室 位于颞骨岩部内,介于鼓膜与内耳外侧壁之间,前方借咽鼓管与咽相通,后方借鼓窦与乳突小房相通。鼓室的容积为 $1 \sim 2 \ cm^3$,内有听小骨、韧带、肌肉及行经其中的鼓索,鼓室各壁及上述结构的表面皆覆有黏膜。

(1)鼓室壁:可分上、下、前、后、内、外 6 个壁。在锯开的颞骨标本、暴露中耳的标本和模型上观察。

①上壁:称盖壁,由颞骨岩部的鼓室盖构成,将鼓室与颅中窝分隔开。

②下壁:称颈静脉壁,将鼓室和颈静脉球分隔开。

③前壁:称颈动脉壁,由颈动脉管的后外壁形成,呈垂直位。上部有鼓膜张肌半管和咽鼓管的开口。

④外侧壁:称鼓膜壁,由骨部及膜部构成。骨部由颞骨鳞部的外板构成。膜部为鼓膜。

⑤后壁:称乳突壁,鼓室经上方的乳突窦口通向乳突窦及乳突小房。后壁下内方有锥隆起,内藏镫骨肌。

⑥内侧壁:称迷路壁,由内耳迷路的外侧壁构成。内侧壁中央部可见呈丘状隆起的鼓岬。鼓岬的后上方可见前庭窗,为通入前庭的卵圆形孔,也称卵圆窗,被镫骨底板所封闭。鼓岬的后下方可见蜗窗,为通入耳蜗鼓阶的圆形孔窗,又称圆窗,被第二鼓膜所封闭。前庭窗的后上方有面神经管凸,内藏面神经(图 15-1)。

(2)听小骨:包括锤骨、砧骨和镫骨,组成听小骨链,连接鼓膜和内耳。

①锤骨:形如鼓槌,包括头、颈、柄、长突和短突。锤骨头与砧骨形成砧锤关节。锤骨柄位于鼓膜的中层和内层之间,锤骨头与柄的连接处较细,称锤骨颈。锤骨颈的前面有一长突,伸向前下,

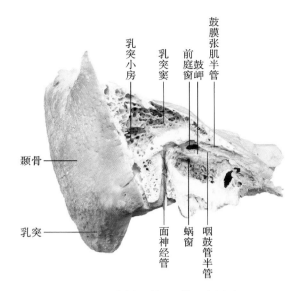

图 15-1　右侧颞骨（示鼓室内侧壁）

锤骨柄与颈相交界处有一短突，也称外侧突，将该处的鼓膜顶起，形成锤凸。

②砧骨：位于锤骨与镫骨之间，可分为体、长脚和短脚。砧骨体与锤骨头形成砧锤关节，砧骨长脚末端稍膨大，称豆状突，与镫骨小头形成砧镫关节。

③镫骨：可分为头（或小头）、颈、两脚（前脚和后脚）和底板四部。镫骨头朝外，与豆状突相关节，镫骨颈略缩窄，前脚稍短而直，后脚长而稍弯曲，镫骨底板呈卵圆形，周缘有环状韧带，附着于内耳的前庭窗。

（3）鼓室内的肌。

①鼓膜张肌：位于鼓膜张肌半管内，起自咽鼓管软骨部、蝶骨大翼和鼓膜张肌半管骨壁，向后形成一圆腱，以直角绕过匙状突，止于锤骨颈。

②镫骨肌：起于锥隆起，其腱出锥隆起尖的小孔，向前下，止于镫骨颈的后部。

2. 咽鼓管　又名耳咽管或 Eustachian 管，连接鼻咽部和中耳鼓室，其后外 1/3 为咽鼓管骨部，前内 2/3 为咽鼓管软骨部，两部交界处最狭窄，称咽鼓管峡。咽鼓管有两口，其中一口通中耳鼓室，为咽鼓管鼓室口，位于鼓室前壁上方，鼓膜张肌半管之下；另一口通咽部，称咽鼓管咽口，位于鼻咽部外侧壁，距下鼻甲后端约 1 cm，距咽后壁前方 1.5 cm。

3. 乳突窦及乳突小房

（1）乳突窦：位于颞骨岩部，为鼓室后上方的一个较大腔隙，其底借许多小孔与乳突小房相通。

（2）乳突小房：在乳突内有许多大小、形状不等而互相交通的含气小房，即乳突小房，它们经乳突窦与鼓室相通。

（三）内耳

利用内耳模型、骨迷路和膜迷路模型结合数字解剖平台，辨认、观察、描述、理解内耳的组成，骨迷路和膜迷路的组成以及各部的形态结构，理解声波传导的途径以及产生听觉的解剖学路径。各部具体结构分别描述如下。

内耳位于颞骨岩部的骨质内，在鼓室与内耳道底之间，由构造复杂的管道组成，分为骨迷路和膜迷路。骨迷路与膜迷路之间的腔隙中含有外淋巴，膜迷路内含有内淋巴。内、外淋巴互不相通。

1. 骨迷路　由前向后，可分为耳蜗、前庭和骨半规管三部。

（1）前庭：位于骨迷路中部，外侧壁为鼓室内侧壁，壁上有前庭窗和蜗窗。前庭向前通耳蜗，前庭后上方以 5 个小孔通骨半规管。前庭的内侧壁正对内耳道,构成内耳道底,可见有自前上向后下弯曲的前庭嵴,嵴的后上方有椭圆(囊)隐窝,容纳椭圆囊,嵴的前下方为球(囊)隐窝,容纳球囊。在椭圆隐窝下方有前庭小管内口,通前庭小管。

(2)骨半规管:为 3 个半环形小管,即外、前(上)、后 3 个半规管。3 个半规管相互垂直,位于前庭的后上方。每个半规管都有两端,其中一端膨大,称壶腹;外半规管的另一端称单脚,上半规管和后半规管的另一端合成一个总脚,因此,3 个半规管以 5 个孔通入前庭。

(3)耳蜗:位于骨迷路前部,形似蜗牛壳,蜗底朝向后内方,对内耳道底,蜗顶朝向前外方。蜗顶至蜗底距离约 5 mm。耳蜗由蜗螺旋管旋绕蜗轴两圈半构成。自蜗轴发出骨螺旋板伸入蜗螺旋管内,但不达管的外侧壁,由基底膜连接骨螺旋板抵达外侧壁,从而将蜗螺旋管分为上、下两部,上部又被前庭膜分成两腔,故蜗螺旋管内共有 3 个管腔;上方为前庭阶,始自前庭,中间为(膜)蜗管,又称中阶,属膜迷路;下方称鼓阶。在蜗顶处,骨螺旋板离开蜗轴形成游离的骨片,与蜗轴间形成蜗孔,前庭阶和鼓阶皆含有外淋巴,可经蜗孔相通。鼓阶的起始处有蜗窗,被蜗窗膜(第二鼓膜)所封闭。

2. 膜迷路　套在骨迷路内的膜性管和囊,管径细小,相应地分为三部。

(1)椭圆囊和球囊:位于前庭内,椭圆囊在后上方,球囊在前下方。其囊壁分别有椭圆囊斑和球囊斑,接受前庭神经的椭圆囊支和球囊支,能够感受头部静止时的位置觉和直线变速运动的刺激。

(2)膜半规管:与骨半规管的形状相同,但管腔直径仅有骨半规管的 1/4。每个膜半规管的一端膨大部称膜壶腹,壶腹腔内有壶腹嵴,能够感受头部旋转变速运动的刺激。

(3)蜗管:位于蜗螺旋管内,卷曲两圈半以盲端终于蜗顶,另一端(底端)借连合管通入球囊。蜗管位于前庭阶与鼓阶之间,内含内淋巴。在耳蜗的切面上,蜗管呈三角形,有 3 个壁:上壁(按解剖位置是前壁)为前庭膜,分隔前庭阶与蜗管;外侧壁为增厚的骨膜,称螺旋韧带,下壁(按解剖位置是后壁)由骨螺旋板和基底膜组成。基底膜起自骨螺旋板的游离缘,向外附于蜗螺旋管的外侧壁。在基底膜上,有由支柱细胞、内、外毛细胞和胶状盖膜等形成的螺旋器(又称 Corti 器),为听觉感受器。

(四)内耳道

内耳道位于颞骨岩部内。岩部后面近中央处为内耳门。内耳道底为一有筛状小孔的骨板封闭,被一横嵴分为上下两部,上部又被一垂直骨嵴分为前后两区。上部的前区为面神经区,上部后区为前庭上区。横嵴下部的前内侧为蜗区,下部的后外侧为前庭下区。这些区内有小孔,为前庭神经和蜗神经纤维穿过之处。内耳道内含有面神经、前庭蜗神经和迷路动脉。

附:声波传导途径

1. 空气传导

(1)声波→耳郭→外耳道→鼓膜→锤骨→砧骨→镫骨→前庭窗→前庭阶外淋巴→前庭膜→蜗管内淋巴→螺旋器→蜗神经→大脑听觉区。

(2)声波→耳郭→外耳道→鼓膜→锤骨→砧骨→镫骨→前庭窗→前庭阶外淋巴→蜗孔→鼓阶外淋巴→蜗管内淋巴→螺旋器→蜗神经→大脑听觉区。

2. 骨传导

声波→颅骨→骨迷路外淋巴→蜗管内淋巴→螺旋器→蜗神经→大脑听觉区。

声波传导途径

知识拓展

人工耳蜗

　　根据病变性质,耳聋可分为器质性耳聋和功能性耳聋。器质性耳聋分为传导性耳聋和感音神经性耳聋。临床上,感音神经性耳聋的程度可分为轻度、中度、重度和极重度四级。目前治疗重度-极重度感音神经性耳聋最有效的方法是人工耳蜗植入术。人工耳蜗是一种电子装置,可以帮助重度或极重度感音神经性耳聋患者恢复、提高及重建听觉功能。人工耳蜗主要由体内机和体外机两部分组成,其工作原理:外界声音信号经过言语处理器进行数字编码处理,将其转化为电脉冲信号,通过植入体内的电极系统直接作用于螺旋神经节细胞,经听神经传入位于脑干的蜗神经核,由听觉传导通路传入大脑皮层的听觉中枢产生听觉。

四、结构辨认

图 15-2 为骨迷路和膜迷路模型图,请根据所学解剖学知识,写出图中序号标注的结构名称。

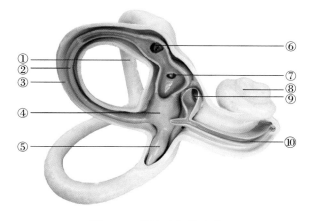

图 15-2　骨迷路和膜迷路

五、解剖绘图

　　请根据所学解剖学知识,绘制耳蜗的横切面,以显示耳蜗内结构的空间位置关系。图中应包含并标出蜗轴、骨螺旋板、前庭阶、蜗管、鼓阶、螺旋器。

六、临床案例

　　患儿,男,3 岁。母亲主诉患儿于 1 个月前曾发热感冒,右耳流出白色液体,与当地医院检查确诊为中耳炎,治愈出院后常常出现呼之不理的情况,患儿说话声音变大,送来本院就诊,经检查发现患儿右耳听力下降,右侧鼓膜反射光锥有缺损,骨传导音叉试验阴性,左耳听力正常。

➡ 解剖学分析

1.检查患儿鼓膜时应将耳郭向何方牵拉?为什么?

2.光锥在鼓膜的什么位置?如何定位?

3. 骨传导音叉试验的原理是什么？声波传导至内耳产生听觉的具体途径有哪些？

在线答题

（南通大学　吕广明）

· 神经系统 ·

实验十六　脊髓和脑干

一、实验目标

（一）知识目标

（1）掌握脊髓的位置与外形；马尾的位置与组成；灰质的形态、分部以及主要核团（后角边缘核、胶状质、后角固有核、中间外侧核、骶副交感核和前角运动细胞）的位置和功能；脊髓白质的主要传导束（薄束，楔束，脊髓丘脑束，皮质脊髓前、侧束，红核脊髓束）的位置与功能。

（2）掌握脑干的组成、位置、外形以及第Ⅲ～Ⅻ对脑神经出入脑的部位；第四脑室的位置、构造与交通；脑干内脑神经核的位置与性质；非脑神经核（薄束核、楔束核、红核、黑质、脑桥核）的位置和性质；内侧丘系、脊髓丘系、三叉丘系与皮质脊髓束、皮质核束的位置和性质。

（3）了解脊髓节段及其与椎骨的对应关系；脊髓的中央管、灰质、白质与网状结构分布概况；灰质的其他核团（胸核、中间内侧核和脊副神经核）的位置和功能；脊髓灰质细胞构筑分层及其与灰质各核团的对应关系；白质的其他传导束（脊髓小脑前、后束，顶盖脊髓束，内侧纵束，网状脊髓束和脊髓固有束）的位置和功能；脊髓的功能概况；外侧丘系的位置与性质；网状结构的概念、位置与功能。

（二）能力目标

（1）通过对脊髓和脑干内部结构的学习，拓展脊髓空洞症、延髓外侧综合征等临床疾病，培养学生的临床思维能力。

（2）通过对脊髓和脑干的解剖结构的辨认并绘制脊髓的横断面模式图，培养学生解剖学绘图能力。

（三）素质目标

（1）通过对脊髓和脑干损伤部位与对应临床症状的分析，培养学生的逻辑思维能力、运用联系的观点分析事物的能力。

（2）学习脊髓和脑干的解剖学知识，紧密联系临床，培养学生理论联系实际、透过现象看本质的意识。

二、实验材料

①在体和游离脊髓标本；②脑干标本与模型；③脑正中矢状面标本；④脊髓横断面标本与模型；⑤脑神经核模型；⑥虚拟仿真解剖系统。

三、实验内容

1. 脊髓外形

（1）在游离脊髓标本上，观察其外形呈前后稍扁的圆柱状，但全长粗细不等，上、下部分别有颈膨大和腰骶膨大，探查膨大部分与上、下肢的关系。仔细辨认脊髓表面的纵沟，即前正中线上较深的前正中裂(裂内常有血管),后正中线上较浅的后正中沟;查看前正中裂和后正中沟的外侧是否存在成对的前外侧沟和后外侧沟,沟内是否有神经根丝出入。

(2)在游离脊髓标本上,观察腰骶膨大向末端逐渐变细部分,呈倒置的圆锥状即脊髓圆锥;软脊膜包裹脊髓圆锥向下形成的单一膜性结构为终丝,注意终丝与马尾的区别;马尾是脊髓末端平面以下的脊神经根出椎间孔前的下行部分;注意前外侧沟根丝细小,排列稀疏,合成前根;后外侧沟根丝粗大,排列紧密,合成后根,后根上的膨大处为脊神经节,前、后根汇合形成脊神经。为研究方便人为地将每对脊神经根的根丝对应的一段脊髓称为一个脊髓节段,因有31对脊神经,脊髓也有31个节段,即颈8个、胸12个、腰5个、骶5个、尾1个。

(3)在整尸切除椎管后壁的在体脊髓标本上,查看脊髓的位置。脊髓位于椎管内,上端在枕骨大孔处与延髓相连,成人脊髓下端与第1腰椎下缘相平(新生儿脊髓下端与第3腰椎相平)。观察脊髓与脊柱的长度关系(不等长),理解两者不等长的原因(从胚胎第3个月开始,脊髓生长速度比椎管迟缓)。观察脊柱下部无脊髓的蛛网膜下隙即终池,内有马尾和终丝,理解成人腰穿和蛛网膜下隙麻醉常在第3、4腰椎间隙或第4、5腰椎间隙进针的原因,掌握如何确定穿刺或麻醉部位。查看脊髓节段与椎骨的对应关系,一般第1~4颈椎与同序数椎骨相对应,第5~8颈椎和第1~4胸椎与上一位椎骨相对应(简称"高一"),第5~8胸椎与上两位椎骨相对应(简称"高二"),第9~12胸椎与上三位椎骨相对应(简称"高三"),腰髓与第11、12胸椎相对应,骶、尾髓与第1腰椎相对应,理解其在外伤后定位诊断中的意义。

2. 脊髓内部结构

(1)观察方法:在脊髓横断面标本上,首先根据各沟、裂的位置来判定方位,再观察切面上的内部结构。切面上、中部颜色较浅的部分是灰质,周围颜色较深的部分是白质,注意在新鲜标本上灰质颜色灰暗,白质鲜亮发白。

(2)灰质。

①在胸段脊髓横断面上,观察中央部细小的管道即中央管,其周围是"H"形的灰质,中间部分为灰质连合;查看中央管前后方的灰质前连合和灰质后连合。根据前正中裂较深的特点来辨认灰质的前角、侧角(脊髓C8~L3中间带向外侧突出形成)和后角,前、后角之间的移行部分为中间带;注意前角、后角和侧角在横断面上的形态,如从脊髓整体来看,它们上下连续成柱状,则分别为前柱、后柱和侧柱。

②在模型上观察灰质后角、侧角和前角内的核团。

(3)白质。

①分部:在脊髓横断面上,观察"H"形灰质周围部分即白质,两侧白质被前正中裂、前外侧沟、后外侧沟和后正中沟依次分为前索、外侧索和后索;查看中央管周围的灰质连合和白质连合。

②纤维束的位置:在模型上观察白质各索内通过的纤维束,短的固有束紧靠灰质周围、长的上下行纤维束靠近脊髓边缘;重点观察前索内紧靠前正中裂的皮质脊髓前束和紧靠前外侧缘的脊髓丘脑前束,外侧索内靠后的皮质脊髓侧束、靠前的脊髓丘脑侧束和脊髓小脑束,后索内靠近后正中沟的薄束和其外侧的楔束,注意这些纤维束的位置及相互位置关系,理解其作用。

③纤维束的走行:在传导通路模型上,观察长纤维束的走向,注意上行纤维束常用蓝颜色表示,下行纤维束常用红颜色表示。a.薄束和楔束是自脊神经节的中枢突经后外侧沟进入脊髓后索上升而形成的,较粗大,传导同侧躯干四肢的本体感觉和精细触觉;躯干四肢的浅感觉和粗略触觉经脊神经节的中枢突、后外侧沟进入脊髓,上升1~2节段(形成背外侧束)达同侧灰质的后角固有核。b.皮质脊髓束大部分在延髓交叉形成外侧索内的皮质脊髓侧束,查看其分支到同侧脊髓灰质前角的情况,支配同侧四肢肌和躯干肌;不交叉的纤维大部分在同侧前索内下降形成皮质脊髓前束,支配同侧的四肢肌。理解脑出血后常出现对侧四肢肌瘫痪而躯干肌瘫痪不明显的原因,极个别脑出血患者出现上、下肢交叉性瘫痪的原因。

脊髓整体观

（4）网状结构：在模型上观察在脊髓灰质后角基底部外侧的白质内，有一些散在的细小灰质团块，此部位即称网状结构，颈段横断面比较明显。

 知识拓展

脊髓空洞症

　　脊髓空洞症是一种慢性进展性疾病，是由于各种病因造成脊髓中央管内的脑脊液积聚，脊髓中央管逐步扩大，形成管状的空腔，对脊髓的传导束产生挤压，引起受累脊髓节段的神经损害症状。临床上主要表现为痛、温觉减退或消失而深感觉和触觉保留的分离性感觉障碍。除上述的感觉异常之外，患者常伴有相应的脊髓空洞节段出现受累肌肉的无力，常见双手鱼际肌或者骨间肌萎缩，严重者可出现爪形手。此外，脊髓空洞症导致的自主神经功能损害症状可表现为出汗较少、温度降低、指甲角化过度等。

3. 脑干外形

（1）观察方法：对于游离脑干标本或模型，首先要摆正其位置，脑干整体向前下方倾斜，与枕骨斜坡的角度一致；腹侧（前下方）为膨大的基底部，背侧（后上方）有四边形的菱形窝。然后观察其主要结构，重点是脑神经的出入部位。

（2）腹侧面（图 16-1）。

①延髓：与脑桥间有明显的延髓脑桥沟分界，延髓与脊髓外形相似，分界不清楚。延髓上部在中线两侧形成膨隆的锥体，内有锥体束通过，锥体稍下方明显的左、右纤维交叉处即锥体交叉；查看锥体后方的长卵圆形隆起即橄榄，内有下橄榄核，两者之间有舌下神经的根丝穿出；辨认橄榄背侧自上而下出入的舌咽神经、迷走神经和副神经，但三者的根丝往往难以区分。

②脑桥：与中脑以脑桥上缘为界，脑桥基底部宽阔隆起，中部有纵行的基底沟，内有基底动脉经过；查看基底部向外侧变细延续为小脑中脚处，交界处有三叉神经的根丝出入；辨认脑桥延髓沟内自内侧向外侧出入的展神经、面神经和前庭蜗神经。

③中脑：与间脑以视束分界，中脑似两根圆柱子支撑着大脑，故名大脑脚，大脑脚的腹侧面由纵行的纤维束即锥体束构成；中间为脚间窝，内有动眼神经穿出。

（3）背侧面（图 16-2）：延髓、脑桥和中脑的分界线不清楚，由于中央管似破裂的水管而敞开，出现了四边形的浅窝即菱形窝。

①延髓：与脑桥以菱形窝内的髓纹为界。a. 观察菱形窝下部中线上的纵行浅沟即后正中沟，其两侧均有隆起的薄束结节（内有薄束核）和楔束结节（内有楔束核），楔束结节外上方有隆起的小脑下脚向背侧行向小脑。b. 查看髓纹下方菱形窝内的结构，正中线两侧内上方的舌下神经三角（内有舌下神经核）和外下方的迷走神经三角（内有迷走神经背核）。

②脑桥：与中脑以菱形窝上缘分界，中部为菱形窝的上部，外侧有小脑上脚和小脑中脚连于小脑。菱形窝中线两侧有隆起的内侧隆起和浅沟（界沟）；在界沟外侧观察前庭区（内有前庭神经核）和听结节（内有蜗神经核）。

③菱形窝：探查菱形窝的构成，外上界为小脑上脚，外下界是薄束结节、楔束结节和小脑下脚。

④中脑：与间脑以上丘臂为界，观察顶盖处的两对圆形隆起即上丘（皮质下视觉反射中枢）和下丘（皮质下听觉反射中枢），向外侧经上丘臂和下丘臂分别连于外侧膝状体和内侧膝状体；观察滑车神经穿出中脑处，滑车神经为唯一自脑干背面出脑的脑神经。

（4）第四脑室：在正中矢状面标本上，观察第四脑室的位置及构成；第四脑室顶形似帐篷，顶尖伸向后上方指向小脑。查看第四脑室内的脉络丛及第四脑室的交通，向上连中脑导水管，向下通

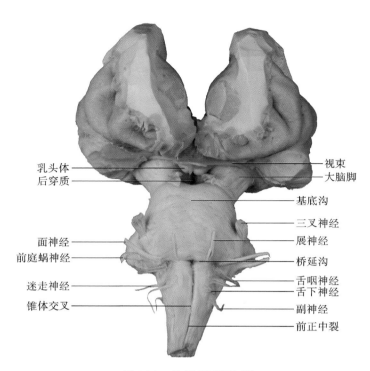

乳头体————视束
后穿质————大脑脚
————基底沟
————三叉神经
面神经————展神经
前庭蜗神经————桥延沟
迷走神经————舌咽神经
————舌下神经
锥体交叉————副神经
————前正中裂

图 16-1 脑干(腹侧面观)

延髓中央管,向外侧经外侧孔通蛛网膜下隙,向后经正中孔通小脑延髓池;注意区分第四脑室脉络组织与脉络丛,理解其作用。

脑干外形

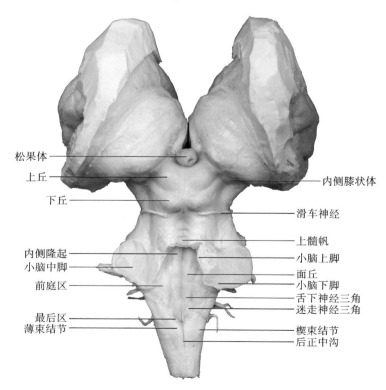

松果体————
上丘————内侧膝状体
下丘————
————滑车神经
————上髓帆
内侧隆起————小脑上脚
小脑中脚————面丘
前庭区————小脑下脚
————舌下神经三角
————迷走神经三角
最后区————
薄束结节————楔束结节
————后正中沟

图 16-2 脑干(背侧面观)

知识拓展

无头鸡麦克

在美国的一个农场,曾有一只著名的无头公鸡麦克,它是一只遭到斩首之后还存活了 18 个月的公鸡。一般来说,没有头的鸡是不能存活的,但这只公鸡只被切掉了一部分大脑,而脑干和小脑都得以完整地保留。呼吸、心率等基本功能和低级反射都是由脑干控制的,这种巧合致使无头鸡存活的奇迹发生,受到了人们的关注。

四、结构辨认

图 16-3 为脊髓横断面模式图,请根据所学解剖学知识,写出图中序号的名称。

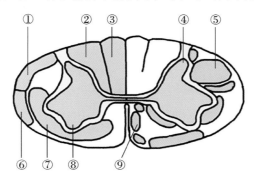

图 16-3 脊髓(横断面观)

结构辨认

参考答案

五、解剖绘图

请根据所学解剖学知识,绘制脑干的腹侧面和背侧面,图中应包含并标出延髓、锥体、锥体交叉、脑桥、基底沟、大脑脚、脚间窝、髓纹、后正中沟、薄束结节、楔束结节、舌下神经三角、迷走神经三角、小脑上脚、小脑中脚、内侧隆起、界沟、前庭区。

六、临床案例

案例 1:患者,男,47 岁,伐木工人,在工作中不慎摔伤,摔倒时背部被锋利硬物扎伤 3 天,检查发现脊髓胸 4~5 节段半横断。

临床案例

参考答案

> **解剖学分析**

1.案例 1 中患者哪些结构可能受损?
2.案例 1 中患者可能产生哪些临床表现?为什么?

案例 2:患者,男,55 岁,在看球赛时突然晕倒,急救后送医院,意识尚清楚,说话声音嘶哑。2 个月后检查见左侧软腭肌麻痹,上肢和左下肢精细动作不协调;左侧面部及右侧躯干、上下肢痛温觉消失。

Note

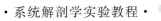

解剖学分析

1.请分析案例 2 中患者可能的损伤部位。

2.案例 2 中患者有哪些神经核与纤维束受损？

在线答题

（南方医科大学　戴景兴）

实验十七　小脑、间脑和端脑

一、实验目的

(一)知识目标

(1)掌握小脑的位置和外形、小脑扁桃体;间脑各部的组成和主要功能;端脑的外形、分叶;大脑半球上外侧面的主要脑回和沟;大脑皮质的功能定位;基底核的名称和位置;内囊的构成、位置、分部和各部的主要传导束及临床意义;第三脑室、第四脑室的位置和交通。

(2)熟悉小脑的分叶和小脑的内部结构。

(3)了解小脑的纤维联系和功能;边缘系统的组成。

(二)能力目标

(1)通过学习大脑半球的外形和分叶,联系常见脑疾病的相关症状,分析其解剖学基础,培养学生临床思维能力。

(2)通过对不同物种脑结构特点的对比学习,帮助学生培养比较生物学的思维能力。

(三)素质目标

(1)通过学习脑的高级功能,了解我国科学家在脑科学领域所取得的重大成绩,引导学生学习优秀科学家的精神。

(2)通过学习大脑的功能定位,拓展到脑功能的可塑性,结合当前人工智能最新热点,帮助学生树立辩证唯物主义的发展观和开拓创新的意识。

二、实验材料

①小脑及其不同切面的标本与模型;②间脑的标本与模型;③完整脑标本和大脑不同切面的标本与模型;④颅的水平面标本;⑤虚拟仿真解剖系统。

三、实验内容

(一)小脑

1.小脑的位置　小脑位于颅后窝,借其上、中、下三对小脑脚连于脑干的背侧,上方借大脑横裂及小脑幕与大脑分隔。

2.小脑的外形　小脑由两侧膨隆的小脑半球和中间缩窄的小脑蚓组成。小脑的上面被大脑半球的后部覆盖,居中的小脑蚓高耸,向两侧逐渐倾斜移行为小脑半球,小脑蚓与小脑半球间无明显分界(图 17-1)。小脑的下面不平坦,两侧的小脑半球部分明显隆突,中部则凹陷,凹陷的深处是小脑蚓。两侧小脑半球下面的前内侧部分,紧靠延髓的背外侧各有一个凸起部分,即小脑扁桃体(图 17-2)。小脑扁桃体恰好在枕骨大孔上方,当各种原因导致颅内压升高时,小脑扁桃体可能被向下挤入枕骨大孔,产生小脑扁桃体疝(即枕骨大孔疝),压迫延髓,危及生命。

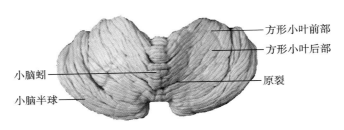

图 17-1　小脑的外形（上面观）

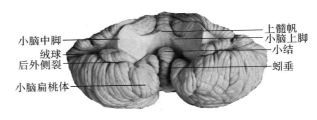

图 17-2　小脑的外形（前面观）

3. 小脑的分叶　小脑一般可以分为三叶，即绒球小结叶、前叶和后叶。从小脑的下面观察，可见小脑蚓最前端的隆起为蚓小结，自蚓小结向两侧借膜状结构连于一表面凹凸不平的圆形小体称为绒球。绒球与蚓小结相连构成绒球小结叶，是小脑最古老的部分，属于古小脑。在小脑上面前1/3 与后 2/3 连接处有一条比较深的裂称为原裂，原裂以前的部分即小脑前叶。除绒球小结叶及前叶外，位于原裂与后外侧裂之间的部分称为小脑后叶（后外侧裂为绒球小结叶后方的裂），是种系发生上随着大脑皮质的发展而最新形成的部分。

4. 小脑的内部结构　小脑的表面有许多大致平行的浅沟，相邻两沟间的凸起部分称为一个小脑叶片。在小脑切面标本上可见小脑叶片的表面被灰质覆盖，小脑表面的灰质又称小脑皮质，内部色浅的白质又称小脑髓体，在髓体深部埋藏的灰质团块，称为小脑核。在小脑水平面或冠状面标本上可见位居中线的两侧、第四脑室顶上方的顶核和位于半球深部一对呈皱褶囊袋状的齿状核，在顶核与齿状核间尚有较小的栓状核与球状核。

知识拓展

小脑性共济失调

共济失调是一种表现为肢体、躯干及语言运动不协调的临床症状，引起共济失调的病因很多。小脑损伤可引起共济失调，其中蚓部损伤主要引起躯干的共济失调；小脑半球损伤主要引起同侧肢体的共济失调，即运动时关节和肌肉之间不协调、意向性震颤、患侧肌张力低下；绒球小结叶损伤主要引起身体的平衡失调、站立不稳、行走时两腿间距过宽、步态蹒跚、眼球震颤等。

（二）间脑

间脑位于中脑和端脑之间，绝大部分被两大脑半球所遮盖，间脑的外侧与大脑半球实质融合，所以在外形上难以辨认（图 17-3）。间脑在形态上可以分为背侧丘脑、下丘脑、上丘脑、后丘脑和底丘脑 5 个部分，其中底丘脑只能在切面上看到。

1. 背侧丘脑　简称丘脑，是间脑最大的部分，从脑干标本的背侧观察，可见背侧丘脑是位于中脑上方的一对卵圆形灰质块。两侧背侧丘脑之间的矢状位狭隙即第三脑室，背侧丘脑上面游离，

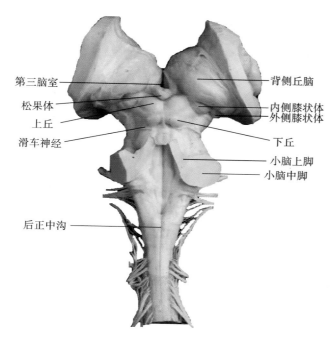

图 17-3　间脑的外形（背侧面观）

后端膨大,位于顶盖外上方的部分称枕,前端较狭窄的隆起部分称丘脑前结节。背侧丘脑内侧面游离构成第三脑室的外侧壁的一部分。在正中矢状面标本上观察,可见丘脑内侧面的中部有一连接两侧背侧丘脑的灰质块(丘脑间粘合)的切面。在丘脑间粘合前下方有一从前上斜向后下的浅沟称为下丘脑沟,是丘脑与下丘脑的分界,丘脑的外侧面邻接内囊后肢,下方则与底丘脑相续,并以底丘脑与中脑相接。

特异性中继核:腹后内侧核和腹后外侧核,腹后内侧核接受三叉丘脑束和味觉纤维,腹后外侧核接受内侧丘系和脊髓丘系传入纤维。

2. 下丘脑　位于背侧丘脑前下方,在脑矢状面标本上观察,可见二者以下丘脑沟为界。从脑的底面观察时可见下丘脑包括视交叉、灰结节、乳头体。视交叉中部后方向前下突出并逐渐缩细的为漏斗,漏斗前下方与之相连的为垂体,漏斗根部后方略隆起的为灰结节,灰结节后方的一对半球形的隆起为乳头体。在正中矢状面标本内侧面观察,可见视交叉前上方向上与一薄板状结构相连,该结构为终板,构成第三脑室的前壁。

3. 上丘脑　包括位于第三脑室顶部后上部周围的一些结构,多与嗅觉及内脏活动有关,其中在上丘脑上方的一个锥形小体即松果体,它既是上丘脑的组成部分,也属内分泌器官。

4. 后丘脑　包括内、外侧膝状体。外侧膝状体是视觉的皮质下中枢,位于丘脑枕的外下方,在丘脑枕下方,上丘脑外侧边界比较清晰的卵圆形小隆起即内侧膝状体,借下丘臂同下丘脑相连,内侧膝状体是听觉的皮质下中枢。

5. 底丘脑　位于背侧丘脑与内囊下部之间,表面不可见。

6. 第三脑室　呈矢状位狭隙状,位居两侧背侧丘脑和下丘脑内侧面之间。在脑正中矢状面标本上较易看清楚它的边界,即前界终板。后界松果体隐窝,底由视交叉、漏斗、灰结节、乳头体等构成,向后下与中脑导水管连通,前方借室间孔通侧脑室,室内有与侧脑室内相延续的脉络丛。

（三）端脑

1. 大脑半球的外形　在完整端脑标本上观察,可见左、右两大脑半球被大脑纵裂分开,在大脑纵裂底部连接两侧大脑半球的结构为胼胝体。在正中矢状切开的大脑半球标本的内侧面可见被切断的胼胝体的断面呈耳轮状。每侧大脑半球可分为背外侧面、内侧面及底面,大脑半球表面为大脑皮质,大脑皮质上有许多沟裂,沟裂之间的凸起部称为大脑回。

(1)大脑半球背外侧面:在大脑半球标本或模型上观察(图 17-4),可见其背外侧面有一条由前下行向后上方的深裂,称为外侧沟,此沟起于大脑半球底面前部。在背外侧面中部,有三条大致平行的从后上走向前下的沟,中间一条最为明显,称为中央沟,它后方的一条沟称为中央后沟,前方的一条沟称为中央前沟。在背外侧面下缘(即背外侧面与底面交界处),枕极前约 4 cm 处有一稍向上凹入的部位,称为枕前切迹。在大脑半球内侧面后部可见一条由前下方走向后上方的深沟,称为顶枕沟。

根据上述沟裂可将大脑半球区分为五叶。

①额叶:外侧沟以上,中央沟以前的部分为额叶。中央前沟与中央沟之间的脑回为中央前回,在中央前沟前方还有两条大致水平走向的沟,上方者为额上沟,下方者为额下沟。额上沟以上的脑回为额上回,额上、下沟之间的脑回为额中回,额下沟以下的脑回为额下回。

②顶叶:外侧沟以上,中央沟以后,枕前切迹与顶枕沟上端连线以前的部分为顶叶。中央后沟与中央沟之间的脑回为中央后回。中央前、后回上端越过上缘折至内侧面并合成中央旁小叶。约在中央后沟上、中 1/3 交界处,有一大致水平向后的沟为顶内沟,在它上方的部分称为顶上小叶,在它下方的部分称为顶下小叶,在顶下小叶围绕外侧沟末端的脑回称为缘上回,围绕颞上沟末端的脑回称为角回。

③颞叶:外侧沟以下,枕前切迹与顶枕沟上端连线以前的部分为颞叶。在颞叶上可见上、下两条水平走向的沟,上方一条比较明显,称颞上沟,它的后段走向后上进入顶下小叶,下方一条不太明显,常中断成数段,称为颞下沟,在颞上沟与大脑外侧沟间的脑回称为颞上回,在颞上回上面,隐藏在外侧沟下壁的横行的短回称为颞横回。介于颞上、下沟之间的脑回称为颞中回。颞下沟以下的脑回称为颞下回。

④枕叶:枕前切迹与顶枕沟上端连线以后的部分为枕叶。

⑤岛叶:位于外侧沟前部深面,在切去部分额、颞、顶叶的标本上可显示脑岛。

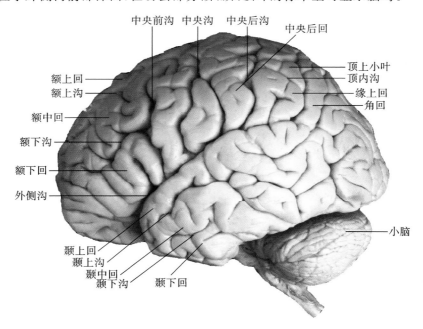

图 17-4 大脑半球(外侧面观)

(2)大脑半球内侧面:大脑半球内侧面中部可见一呈耳轮状的断面,为胼胝体的断面,它前端下垂的尖端为胼胝体嘴,嘴以上弯曲处为胼胝体膝,中间部为胼胝体干,后端稍膨大处为胼胝体压部。胼胝体上方有一条围绕它的沟,称胼胝体沟(图 17-5)。胼胝体沟上方有一条大致与之平行的沟,称为扣带沟,此沟末端转向背方,称为边缘支。胼胝体沟与扣带沟之间的脑回为扣带回。扣带沟前部以上部分为额上回的延续。在胼胝体压部下方弓形走向枕极的深沟称距状沟,此沟在胼胝体压部后方处与顶枕沟相交,顶枕沟与距状沟之间的部位称楔叶,距状沟下方为舌回。约相当于胼胝体中部的下方,有一弯曲走向前下方的纤维束,为穹窿的一部分,穹窿前部为穹窿柱,穹窿的全貌可在特殊标本及模型上观察。穹窿柱与胼胝体之间的三角形薄板称为透明隔。胼胝体嘴下后方可见一小圆形的纤维束断面,为前连合。前连合与视交叉之间的薄板,称为终板,相当于前连合断面部位,在该处穹窿柱后方与背侧丘脑前端之间存在一个小孔,为室间孔,它是侧脑室与第三脑室连通的孔道。

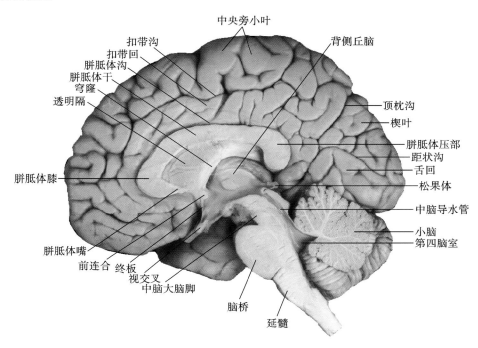

图 17-5　大脑半球(内侧面观)

　知识拓展

阿尔茨海默病

　　阿尔茨海默病(Alzheimer's disease,AD)是发生于老年和老年前期,以进行性认知功能障碍和行为损害为特征的中枢神经系统退行性病变,是老年期最常见的痴呆类型,占老年期痴呆的 $50\%\sim70\%$,65 岁以上人群患病率约为 10% ,85 岁以上人群患病率超过 30% 。其主要症状为进行性加重的认知障碍,包括记忆障碍、学习障碍、空间认知和问题解决能力的障碍等。阿尔茨海默病的大体病理表现为脑的体积缩小和重量减轻,脑沟加深、变宽,脑回萎缩,颞叶特别是海马萎缩;组织病理学上的典型改变为 β 淀粉样蛋白在神经细胞外沉积形成的神经炎斑和过度磷酸化的 tau 蛋白在神经细胞内聚集形成的神经原纤维缠结,神经元缺失和胶质细胞增生。

　　(3)大脑半球底面:大脑半球底面前部为额叶,中部为颞叶,后部为枕叶。在额叶底面,大脑纵裂两侧各有一与裂并行的神经纤维束即嗅束,嗅束前端略显膨大,为嗅球(图 17-6),后端则移行为一个小三角形区域,称嗅三角。在颞叶底面的中部有一条前后纵向的沟,称为侧副沟,其前段内侧

 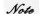

的脑回称海马旁回,海马旁回前端向后上弯曲,称钩。海马旁回外上方,侧脑室下角的底有长形隆起,为海马。海马与海马旁回之间有一呈锯齿状的灰质带,为齿状回。

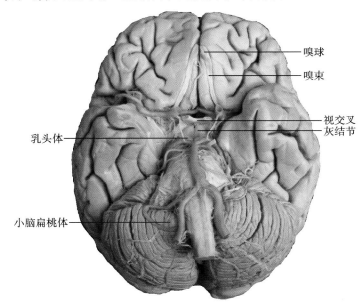

图 17-6　端脑(底面观)

2.端脑的内部结构　在大脑半球上部的水平面上观察,可见其周边部分颜色较深,为大脑皮质,中央部分颜色较淡,为大脑半球髓质,此处髓质主要由脑的连合纤维构成。在大脑半球较低水平面上观察,可见这些纤维大部分横行,在前后端呈钳状走向两侧额极及枕极,连接左、右大脑半球,越过中线而组成胼胝体。可对照大脑半球正中矢状面标本、水平面标本及模型理解胼胝体的立体空间位置关系。

在大脑半球中部的水平面上观察,可见髓质的中央出现若干灰质团块及裂隙,这些灰质团块主要为基底核,裂隙则分别为侧脑室及第三脑室(图 17-7)。

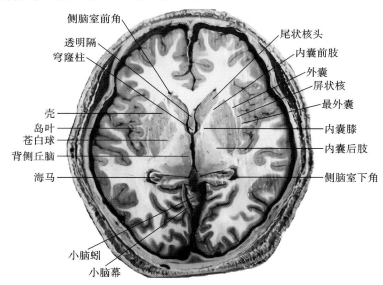

图 17-7　基底核、背侧丘脑和内囊

(1)侧脑室及第三脑室:在大脑半球中部水平面上观察,可见大脑半球前部有一束明显横向走行的纤维,为胼胝体前部纤维,在这束纤维的后方有一呈倒"八"字形的裂隙。此裂隙为侧脑室前角的水平面。由此裂隙的尖端向后有一纵向走行的裂隙,为第三脑室的水平面,在第三脑室后有一呈"人"字形的较宽的裂隙,为侧脑室后角的切面。对照侧脑室特殊标本,观察侧脑室的全貌,可将其分为中央部、前角、后角、下角,中央部在顶叶深面,前角在额叶深面,下角在颞叶深面,后角在枕叶深面,各部彼此连通,两侧侧脑室又通过室间孔与第三脑室连通。

(2)基底核:在大脑半球中部水平面上观察,可见在侧脑室前角切面的后外侧,有一卵圆形的灰质团块切面,为尾状核头的切面。在尾状核头切面的后外侧有一三角形的灰质切面,为豆状核切面,豆状核中部由两个纵向走行的白质分隔为三部分,外侧部颜色较深,称为壳,内侧部颜色较浅,称为苍白球。豆状核切面内后方的卵圆形灰质切面为背侧丘脑。背侧丘脑切面后外侧,侧脑室后角外侧壁前部,有一小卵圆形灰质切面,为尾状核尾。

基底核除上述尾状核、豆状核、屏状核外,还有连于尾状核尾端的杏仁体,其位于颞叶内,在标本上不易观察,可在模型上观察。在豆状核外侧,可见一呈锯齿状的狭窄灰质切面,即为屏状核的切面,屏状核与豆状核之间的窄白质带称为外囊。

(3)内囊:在尾状核、背侧丘脑与豆状核之间,有一尖端向内侧的呈"<"形的白质板切面,即为内囊的切面,在尾状核头与豆状核之间的部分称为内囊前肢,在豆状核和背侧丘脑之间的部分称为内囊后肢,两肢连接处,即"<"形的尖端称为内囊膝。

在冠状面标本上部中央,可见明显的大脑纵裂,在此裂的底部可见横贯两大脑半球的横行纤维束,为胼胝体中部的冠状面,在胼胝体下方的腔隙为侧脑室中央部的切面,居中线处的裂隙为第三脑室的切面,第三脑室两侧的卵圆形灰质为背侧丘脑的切面,背侧丘脑外侧的三角形灰质块为豆状核的切面,在此切面上亦可看到豆状核分为壳及苍白球两个部分。豆状核上方的较小卵圆形切面为尾状核体的切面。豆状核、背侧丘脑、尾状核三者之间为内囊。屏状核、外囊在此切面上亦可观察到。

四、结构辨认

图 17-8 为大脑半球中部的水平面,请根据所学解剖学知识,写出图中序号的名称。

结构辨认
参考答案

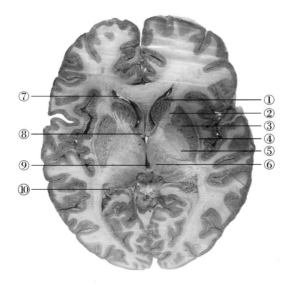

图 17-8　大脑半球中部(水平面观)

五、解剖绘图

请根据所学解剖学知识,绘制大脑半球外侧面图,图中应包含并标出大脑半球外侧面主要的脑回和沟。

六、临床案例

患者,男,57 岁,既往有高血压史。在家中突然昏倒,意识恢复后,发现左侧上、下肢运动障碍,急送入院。检查见左侧鼻唇沟消失,口角低垂、流涎。左侧肢体肌张力增强,腱反射亢进,左半身深感觉和浅感觉丧失,双眼左侧视野偏盲。影像学检查诊断为"内囊出血"。

解剖学分析

1. 何为内囊?
2. 试分析出现三偏综合征的解剖学基础。

在线答题

（昆明医科大学　邹智荣）

实验十八　脊神经

一、实验目标

(一)知识目标

(1)掌握脊神经的概念、构成、纤维成分和分支;颈丛、臂丛、腰丛、骶丛的组成、位置、主要分支的行程与分布。

(2)了解胸神经的分布概况。

(二)能力目标

(1)通过学习脊神经的行程和分布,分析损伤后可能出现的临床症状,培养学生的临床诊断思维能力。

(2)通过对神经损伤后功能重建的思考和讨论,引导学生树立神经康复的新理念新思维。

(三)素质目标

(1)通过学习脊神经对肌肉运动的支配,帮助学生深化认识和理解事物之间相互作用的规律。

(2)通过学习脊神经的功能特点,联系脑机接口等前沿技术的开发应用,培养学生的创新意识和科学精神。

二、实验材料

①完整脊柱及胸段脊柱横断标本(示脊神经组成与分支);②颈部肌肉神经标本(示颈丛位置及主要分支);③颈部连接上肢神经肌肉标本(示臂丛及主要分支);④骨盆连接下肢肌肉神经的矢状面标本(示坐骨神经、股神经等及主要分支);⑤示阴部神经和闭孔神经的盆部标本;⑥示肋间神经的胸廓标本;⑦虚拟仿真解剖系统。

三、实验内容

(一)脊神经概述

1. 脊神经的构成与分部　在完整脊柱标本上观察,辨认前根、后根及后根上膨大的脊神经节,前、后根在椎间孔处汇合形成脊神经(图 18-1)。根据与脊髓的连接关系,脊神经分为 8 对颈神经、12 对胸神经、5 对腰神经、5 对骶神经和 1 对尾神经。

观察完整脊柱标本上椎间孔的毗邻,理解脊神经出入椎间孔时的毗邻关系,理解相关结构病变时如何累及脊神经导致相应感觉运动障碍。

2. 脊神经的分支　在完整脊柱标本上观察脊神经的 4 类分支。

①前支粗大,为混合性纤维,走向前方,支配躯干前、外侧部和四肢的肌肉和皮肤。12 对胸神经前支保持进化早期原有的节段性特点,沿肋间隙走向和分布。其余前支相邻神经干相互交织,形成神经丛(颈丛、臂丛、腰丛、骶丛),再由这些神经丛发出分支分布至身体的效应器和感受器。

②后支一般较前支细小,亦为混合性纤维,走向后方,分布于颈部、背部和腰骶部的肌肉与皮肤。脊神经后支不成丛,分布具有明显的节段性特点。

③交通支连于脊神经与交感干之间,包括自脊神经进入交感干的白交通支和发自交感干返回脊神经的灰交通支。两种交通支在标本上不易区分。

④脊膜支由脊神经发出,经椎间孔返回椎管内,分布于脊髓被膜、血管壁、骨膜、韧带和椎间盘等处。

（二）颈丛

观察颈部深层结构标本,翻开胸锁乳突肌,在其深面中斜角肌和肩胛提肌的前方可见颈丛由C1～C4前支交织形成。颈丛发出皮支、肌支和交通支。

1. 皮支　观察颈部深层结构标本,在胸锁乳突肌后缘中点处,可见颈丛皮支枕小神经、耳大神经、颈横神经、锁骨上神经浅出,分布于枕部、耳郭及附近、颈前区及侧区、胸壁上部和肩部皮肤(图18-1)。

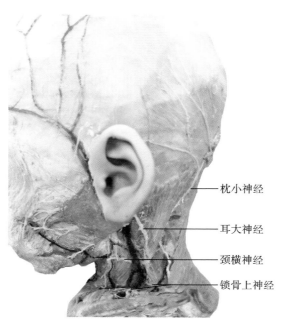

图 18-1　颈丛的皮支

2. 肌支　在颈部深层结构连胸腔结构的标本上观察,掀起胸锁乳突肌,可见颈丛发出肌支支配颈部深层肌、肩胛提肌、舌骨下肌群和膈。

膈神经发出后经前斜角肌表面下行,在锁骨下动、静脉之间经胸廓上口进入胸腔,与心包膈血管伴行,经肺根前方下行到达膈,其运动纤维支配膈肌,感觉纤维分布于胸膜、心包以及膈下面的部分腹膜。

3. 交通支　颈丛与副神经、迷走神经、交感神经之间存在交通支。颈袢常见于颈内静脉浅面,由舌下神经降支(由第1颈神经部分纤维加入舌下神经走行较短距离后又离开形成)与颈神经降支(由第2、3颈神经部分纤维汇合组成)在环状软骨水平结合形成,发出分支支配舌骨下肌群。

（三）臂丛

臂丛由C5～C8前支及T1前支的部分纤维组成,在颈部深层标本和颈部连接上肢神经肌肉标本上观察,可见臂丛穿过前、中斜角肌之间的斜角肌间隙从颈部行至腋窝,观察臂丛根、干、股、束的演变过程及其内侧束、外侧束和后束与腋动脉的位置关系。

观察臂丛分支(图18-2),并根据分支的支配范围思考神经损伤可能出现的症状或体征。

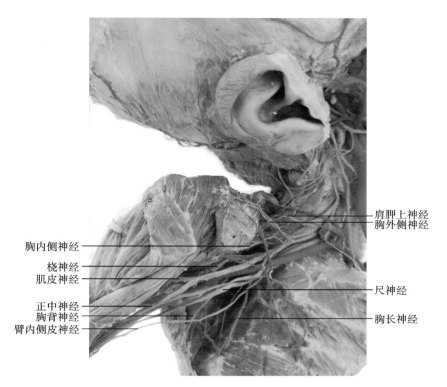

肩胛上神经
胸外侧神经

胸内侧神经
桡神经
肌皮神经

尺神经

正中神经
胸背神经
臂内侧皮神经

胸长神经

图 18-2　臂丛的分支

1. 锁骨上分支

（1）胸长神经：起自 C5～C7 神经根，在臂丛主要结构后方斜向外下进入腋窝，沿前锯肌表面下行，外伴胸外侧动脉，支配前锯肌和乳房外侧。

（2）肩胛背神经：起自 C4、C5 神经根，穿中斜角肌向后越过肩胛提肌，在肩胛骨和脊柱之间伴肩胛背动脉下行，分布于菱形肌和肩胛提肌。

（3）肩胛上神经：起自上干，向后经肩胛上切迹进入冈上窝，之后伴肩胛上动脉绕肩胛冈外侧缘转入冈下窝，分布于冈上肌、冈下肌和肩关节。

2. 锁骨下分支

（1）肩胛下神经：发自后束，常分上、下两支，分布于肩胛下肌和大圆肌。

（2）胸背神经：发自后束，沿肩胛骨外侧缘伴肩胛下血管下行，分布于背阔肌。

（3）腋神经：发自后束，与旋肱后血管伴行向后穿四边孔后绕肱骨外科颈至三角肌深面，支配三角肌和小圆肌。部分纤维穿出三角肌后缘形成臂外侧上皮神经，分布于肩部和臂外侧区上部皮肤。

（4）桡神经：发自后束，与肱深动脉伴行，经肱三头肌长头和内侧头向后绕肱骨桡神经沟行向外下，发出肌支支配肱三头肌、肘肌、肱桡肌和桡侧腕长伸肌，关节支支配肘关节，皮支包括臂后皮神经、臂外侧下皮神经、前臂后皮神经，分布于相应皮肤区域。主干在肱骨外上髁上方穿外侧肌间隔至肱桡肌与肱肌之间，分为浅支和深支二终支，浅支为皮支，伴桡动脉外侧下行，在前臂中、下1/3交界处转向背侧，继续下行至手背部，分为 4～5 支指背神经分布于手背桡侧半皮肤和桡侧三个半手指近节背面的皮肤。深支主要为肌支，在桡骨颈外侧穿旋后肌至前臂后面，在前臂浅、深伸肌群之间下行达腕关节背面，沿途发支分布于前臂伸肌群、桡尺远侧关节、腕关节和掌骨间关节。

（5）肌皮神经：发自外侧束，向外侧斜穿喙肱肌，在肱二头肌与肱肌之间下行，支配此三肌。终支即前臂外侧皮神经在肱二头肌下端外侧穿出深筋膜，分布于前臂外侧皮肤。

（6）胸外侧神经：发自外侧束，走行于腋动、静脉前方，穿锁胸筋膜后支配胸大肌。此神经走行过程中还发出一分支与胸内侧神经的分支汇合,分布于胸小肌。

(7)胸内侧神经:发自内侧束,行于腋动、静脉之间,与胸外侧神经分支汇合后从深面进入并支配胸小肌,部分纤维穿胸小肌或绕其下缘浅出支配胸大肌。

(8)臂内侧皮神经:发自内侧束,在腋静脉内侧下行至臂中份附近浅出,分布于臂内侧和臂前面皮肤。该神经支在腋窝内常与肋间臂神经交通。

(9)前臂内侧皮神经:发自内侧束,于腋动、静脉间下行,继而行于肱动脉内侧,至臂中份浅出后与贵要静脉伴行,分布于前臂内侧份皮肤。

(10)尺神经:发自内侧束,在腋动、静脉间穿出腋窝,伴肱动脉走行于肱二头肌内侧沟至臂中份,继而穿内侧肌间隔至臂后区内侧,下行进入肱骨内上髁后方的尺神经沟。由后向前穿过尺侧腕屈肌起点,行至前臂前内侧,伴随尺动脉行于尺侧腕屈肌与指深屈肌之间。在桡腕关节上方发出手背支后,主干在豌豆骨桡侧屈肌支持带浅面分为浅支和深支,在掌腱膜深面、腕管浅面进入手掌。

尺神经在臂部不发出任何分支,在前臂上部发出肌支支配尺侧腕屈肌和指深屈肌尺侧半。手背支在腕部伸肌支持带浅面转至手背部,分支分布于手背尺侧半和小指、环指及中指尺侧半背面皮肤。手掌浅支分布于小鱼际表面的皮肤、小指掌面皮肤和环指尺侧半掌面皮肤,深支分布于小鱼际肌、拇收肌、骨间掌侧肌、骨间背侧肌及第3、4蚓状肌。

(11)正中神经:由内侧束和外侧束在腋动脉前方汇合而成,伴肱动脉沿肱二头肌内侧沟降至肘窝,穿旋前圆肌和指浅屈肌腱弓后在前臂正中下行,于指浅、深屈肌之间到达腕部,穿腕管至掌腱膜深面分布至手掌。

正中神经在臂部一般无分支,在肘部及前臂发出分支支配除肱桡肌、尺侧腕屈肌和指深屈肌尺侧半以外的所有前臂屈肌和旋前肌。在屈肌支持带下方发出粗短返支进入鱼际,支配除拇收肌以外的鱼际肌。在手掌,正中神经发出数条指掌侧总神经并分支为指掌侧固有神经,管理桡侧半手掌、桡侧3个手指掌面皮肤及其中节和远节指背皮肤感觉。

(四)胸神经前支

在暴露胸后壁的标本上寻找并观察各肋间隙中的胸神经,共12对。第1~11对为肋间神经,走行于同名肋间隙;第12对胸神经即肋下神经走行于第12肋下方。支配肋间肌、上后锯肌、肋胸膜、腹前外侧肌群及胸腹壁皮肤。

(五)腰丛

腰丛由第12前支部分纤维、第1~3前支及第4前支的一部分组成。在暴露腹后壁的标本上观察,在腰大肌深面、腰椎横突前方可见腰丛。腰丛除支配位于附近的髂腰肌和腰方肌外,还发出分支分布于腹股沟区、大腿前部和大腿内侧(图18-3)。

1.髂腹下神经、髂腹股沟神经、股外侧皮神经 自上而下从腰大肌外侧缘穿出,行向外下,支配相应区域的腹壁诸肌及下腹部、臀部、腹股沟区、阴囊或大阴唇、股前外侧区等处皮肤。

2.生殖股神经 自腰大肌前面穿出并在该肌的前面下行,分为生殖支和股支,生殖支进入腹股沟管,分布于提睾肌和阴囊(男性)或大阴唇(女性),股支分布于股三角区皮肤。

3.股神经 自腰大肌外侧缘发出,在腰大肌与髂肌之间下行到达腹股沟区,在腹股沟韧带中点稍外侧从该韧带深面进入股三角并发出数条分支,肌支支配髂肌、耻骨肌、股四头肌和缝匠肌。皮支有股中间皮神经、股内侧皮神经,管理大腿和膝关节前面的皮肤感觉;隐神经伴股动脉进入收肌管并下行,于缝匠肌下端的后方浅出至皮下,与大隐静脉伴行沿小腿内侧面下行至足内侧,管理髌下、小腿内侧面及足内侧缘的皮肤感觉。

4.闭孔神经 从腰大肌内侧缘穿出,紧贴盆壁内面前行,与闭孔血管伴行穿闭膜管出盆腔,随后分为前、后两支,分别在短收肌的前、后方浅出至大腿内侧区,支配股内侧肌群和闭孔外肌,皮支主要分布于大腿内侧皮肤。

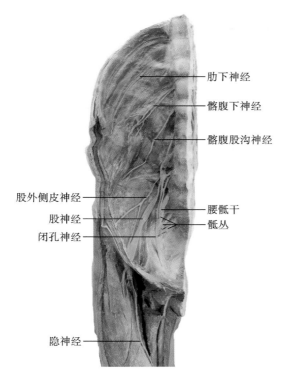

肋下神经

髂腹下神经

髂腹股沟神经

股外侧皮神经

股神经

闭孔神经

腰骶干

骶丛

隐神经

图 18-3　腰丛的分支

（六）骶丛

由腰骶干（第 4 腰神经前支的部分纤维与第 5 腰神经前支组成）和所有骶、尾神经前支组成。在骨盆连接下肢肌肉神经的矢状面标本上观察，骶丛位于盆腔内，后邻骶骨和梨状肌，前方为髂血管和乙状结肠（左）或回肠袢（右）。骶丛的主要分支如下（图 18-4）。

1. 臀上、臀下神经　分别伴臀上、下血管经梨状肌上、下孔出盆腔至臀部，臀上神经分布于臀中、小肌及阔筋膜张肌，臀下神经支配臀大肌。

2. 股后皮神经　穿梨状肌下孔出盆腔至臀部，在臀大肌深面下行，达其下缘后浅出至股后区皮肤，沿途发出分支分布于臀区、股后区和腘窝的皮肤。

3. 阴部神经　伴阴部内血管穿梨状肌下孔至臀部，随即穿坐骨小孔进入坐骨肛门窝，在阴部管内紧贴坐骨肛门窝外侧壁前行，分支分布于会阴部的肌群和皮肤以及外生殖器的皮肤。

4. 坐骨神经　全身直径最粗大、行程最长的神经。经梨状肌下孔出盆腔至臀大肌深面，在坐骨结节与大转子连线的中点下行到达股后区，在股二头肌长头的深面继续下行，通常在腘窝上方分为胫神经和腓总神经两大终支。坐骨神经在股后区，发出肌支支配股后群肌，关节支支配髋关节。

（1）胫神经：经腘窝下行至小腿后区、比目鱼肌深面，伴胫后血管行至内踝后方，在屈肌支持带深面的踝管内分为足底内侧神经和足底外侧神经两终支进入足底区。肌支支配小腿后群肌、足底肌，皮支管理小腿后区、足底及足背皮肤感觉，其中腓肠内侧皮神经伴小隐静脉下行，并在小腿下部与来自腓总神经的腓肠外侧皮神经吻合为腓肠神经。关节支分布于膝关节和踝关节。

（2）腓总神经：沿股二头肌肌腱内侧向外下走行，至小腿上段外侧绕腓骨颈向前穿腓骨长肌，分为腓浅神经和腓深神经两大终支。腓浅神经行于腓骨长肌深面，继而行于腓骨长、短肌与趾长伸肌之间，在小腿中、下 1/3 交界处浅出为皮支。腓深神经在腓骨与腓骨长肌之间斜向前行，伴随胫前血管行于胫骨前肌和趾长伸肌之间，继而在胫骨前肌与趾长伸肌之间下行，最后经踝关节前方达足背。腓总神经的分布范围主要包括小腿前、外侧群肌和足背肌以及小腿外侧、足背和趾背的皮肤。除此之外,腓总神经尚有分支至膝关节和胫腓关节。

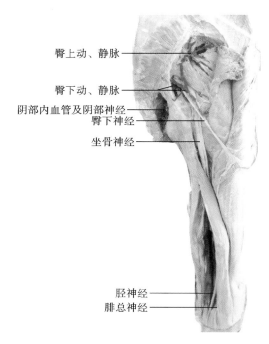

臀上动、静脉

臀下动、静脉

阴部内血管及阴部神经

臀下神经

坐骨神经

胫神经

腓总神经

图 18-4　骶丛部分分支

　知识拓展

坐骨神经痛

坐骨神经痛是以坐骨神经径路及分布区域疼痛为主的综合征,是一种常见的临床症状,发病时会严重影响患者的生活和工作。绝大多数病例是继发于坐骨神经局部及周围结构的病变对坐骨神经的刺激压迫与损害。该病以青壮年多见,单侧居多,疼痛常为持续性钝痛,阵发性加剧,也可为电击、刀割或烧灼样疼痛,行走和牵拉坐骨神经时疼痛明显。针对坐骨神经痛,可采用保守治疗或手术治疗改善症状。平时避免剧烈运动及过度劳累,保持良好的坐姿和站姿,有助于预防坐骨神经痛。

四、结构辨认

请根据所学解剖学知识,写出图 18-5 中数字所指示的结构名称。

五、解剖绘图

请根据所学解剖学知识,绘制臂丛及其分支示意图,图中应包含并标出臂丛根、干、股、束的演化过程、主要分支及支配范围。

六、临床案例

患者,男,27 岁,因车祸致左小腿外伤 4 小时入院。检查发现左小腿上段外侧淤青、肿胀,左踝关节不能背屈,不能伸趾,提起小腿出现足下垂,足不能外翻。X 线检查显示腓骨骨折,骨折线穿

结构辨认
参考答案

临床案例
参考答案

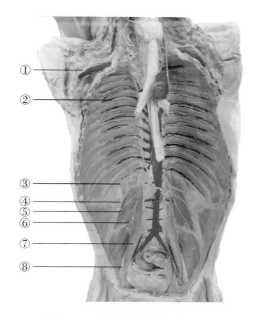

图 18-5　胸腹盆腔后壁(内面观)

过腓骨头。

 解剖学分析

1.试述小腿的神经支配。

2.试分析本案例损伤的结构。

3.试分析患者还应有什么症状。

在线答题

（中南大学　陈旦）

实验十九　脑神经和内脏神经

一、实验目标

（一）知识目标

（1）掌握脑神经的数目、名称、总的纤维成分；动眼神经、三叉神经、面神经、迷走神经、舌下神经的主要分布及其一般功能；内脏神经系统的区分及分布；交感和副交感神经低级中枢的位置。

（2）熟悉脑神经出入颅的部位；视神经、滑车神经、展神经和副神经的主要分布和一般功能；内脏运动神经与躯体运动神经的区别；灰、白交通支，交感干与交感神经节的位置和组成。

（3）了解嗅神经、前庭蜗神经、舌咽神经的主要分布及一般功能；腹腔神经节、肠系膜上神经节、肠系膜下神经节的位置；交感神经节前纤维和节后纤维的去向；内脏感觉的特点等。

（二）能力目标

（1）通过与颅底内面观知识点相联系，认识脑神经出入颅的部位，培养学生相互联系与融会贯通的能力。

（2）通过辨析内脏神经的作用特点，培养学生的抽象思维能力和系统分析能力。

（三）素质目标

（1）通过对脑神经与内脏神经常见疾病的拓展学习，强化学生理论联系实际的意识，培养学生的循证医学思维。

（2）通过深入理解交感、副交感神经的交互调节作用，培养学生的对立统一的唯物辩证观。

二、实验材料

①完整脑标本与模型；②脑干和间脑标本与模型；③头颈部标本（示相应脑神经）；④脑干神经核电动模型；⑤内脏神经丛标本；⑥虚拟仿真解剖系统。

三、实验内容

（一）脑神经

1. 神经纤维成分　同躯干相比，头面部衍化出眼、耳、鼻、咽、喉、口等器官，故脑神经的纤维成分比脊神经复杂，共含有 7 种纤维成分，它们主要根据胚胎发生、功能等方面的特点而划分。

（1）一般躯体感觉纤维：分布于皮肤、肌、腱、口腔及鼻腔黏膜、眼结膜、角膜和脑膜。

（2）一般内脏感觉纤维：分布于头、颈、胸、腹部的内脏器官。

（3）一般躯体运动纤维：为脑干内一般躯体运动核发出的轴突，分布于眼外肌和舌肌等骨骼肌。

（4）一般内脏运动纤维：为脑干内一般内脏运动核（副交感核）发出的轴突（节前纤维），经位于器官旁或器官内的器官旁节或器官内节（节后纤维）换神经元后，支配心肌、平滑肌的运动以及控制腺体的分泌。

（5）特殊躯体感觉纤维：分布于视器和前庭蜗器等特殊感觉器官。

（6）特殊内脏感觉纤维：分布于味蕾和嗅器。

（7）特殊内脏运动纤维：为脑干特殊内脏运动核发出的轴突，支配咀嚼肌、面肌、咽喉肌等由鳃弓衍化而来的骨骼肌，因此，称为特殊内脏运动纤维。

2. 神经分布情况

（1）嗅神经：为感觉神经，传导嗅觉。由上鼻甲和鼻中隔上部黏膜内的嗅细胞中枢突聚而成20多条嗅丝，穿鼻顶壁的筛板筛孔入颅前窝连于嗅球（图19-1）。

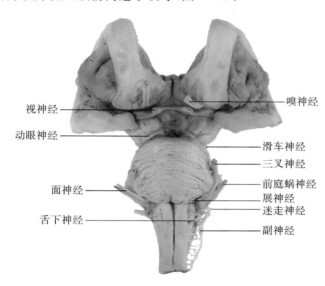

图 19-1 脑干和间脑（腹侧面观）

（2）视神经：为感觉神经，传导视觉信息。由节细胞轴突于视网膜后部集中形成视神经盘，然后穿巩膜筛板后形成视神经。在暴露眼眶内结构的标本上观察，可见其来自眼球后极附近穿出的粗大神经，视神经向后内行经视神经管入颅中窝，移行于间脑的视交叉（图19-1、图19-2）。

（3）动眼神经：含一般躯体运动纤维及一般内脏运动（副交感）纤维，两种运动纤维合并组成动眼神经。动眼神经由中脑脚间窝出脑，紧贴小脑幕切迹缘和后床突侧面前行进于海绵窦外侧壁上部，穿眶上裂入眶，分为上、下两支。上支细小，分布于上直肌和上睑提肌；下支粗大，支配下直肌、内直肌和下斜肌（图19-3）。

动眼神经中的副交感纤维由下斜肌支单独以小支分出，称睫状神经节短根，进入睫状神经节换神经元后，节后纤维进入眼球，支配瞳孔括约肌及睫状肌，参与瞳孔对光反射和眼的调节反射。

（4）滑车神经：运动性脑神经，细小。起于中脑下丘平面对侧的滑车神经核，自中脑下丘下方出脑，绕过大脑脚外侧前行，穿经海绵窦外侧壁向前，经眶上裂入眶，越过上直肌和上睑提肌向前内侧走行，支配上斜肌。

（5）三叉神经：为混合性脑神经，含一般躯体感觉纤维和特殊内脏运动纤维两种纤维，分别组成较大的感觉根和较小的运动根。取三叉神经标本和模型观察，可见三叉神经自脑桥基底部与小脑中脚交界处出脑，位于感觉根下内侧，纤维并入下颌神经，经卵圆孔出颅，在颅中窝颞骨岩部尖端前面的三叉神经压迹处，有由硬脑膜形成的美克尔腔包裹的三叉神经节。其周围突组成三叉神经三大分支，由内至外依次为眼神经、上颌神经和下颌神经（图19-4）。

①眼神经：为感觉神经，前行穿海绵窦外侧壁，伴行于动眼神经、滑车神经的下方，经眶上裂入眶，分为额神经、泪腺神经和鼻睫神经。

②上颌神经：为感觉神经，经海绵窦外侧壁，穿卵圆孔出颅，进入翼腭窝上部，再向前经眶下裂

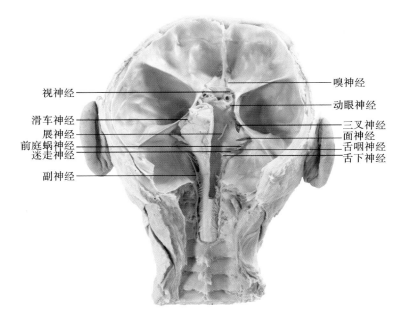

视神经
滑车神经
展神经
前庭蜗神经
迷走神经
副神经

嗅神经
动眼神经
三叉神经
面神经
舌咽神经
舌下神经

图 19-2　颅底(上后面观)

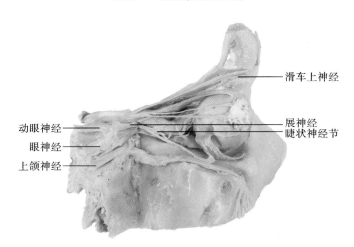

滑车上神经

动眼神经
眼神经
上颌神经

展神经
睫状神经节

图 19-3　眶内结构(侧面观)

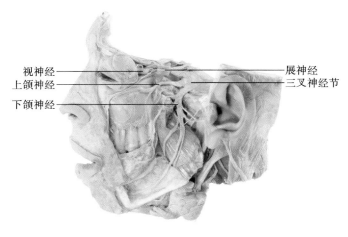

视神经
上颌神经
下颌神经

展神经
三叉神经节

图 19-4　三叉神经分支(侧面观)

入眶,改名为眶下神经。在眶内入眶下沟、眶下管,最后穿出眶下孔达面部。上颌神经在穿出眶下孔前,沿途发出分支分布于上颌牙、牙龈、鼻腔黏膜、软腭黏膜。穿出眶下孔后发出分支分布于眼睑及睑裂与口裂之间的皮肤。

③下颌神经:为混合性神经,含一般躯体感觉纤维及特殊内脏运动纤维两种纤维;经卵圆孔出颅后分为数支。其运动纤维支配咀嚼肌、鼓膜张肌、腭帆张肌、下颌舌骨肌和二腹肌前腹;感觉纤维管理颞部、耳前、口裂以下的皮肤,口腔底和舌前 2/3 黏膜及下颌牙和牙龈的一般感觉。下颌神经的主要分支有下牙槽神经、舌神经、耳颞神经。

知识拓展

三叉神经
(外面观)

三叉神经痛

三叉神经痛是一种严重的神经性慢性疼痛症,主要影响三叉神经,疼痛常局限于三叉神经 2 或 3 支分布区,以上颌支、下颌支多见。三叉神经痛首次于 1773 年被约翰·费特格尔(John Fothergill)详细描述。典型的临床表现为暴发的一侧面颊上下颌及舌部明显的剧烈疼痛,持续时间为数秒到数分钟,少部分患者的疼痛会持续数小时。三叉神经痛通常被医学专家认为是较痛的生理性疼痛,并可能造成患者抑郁。每年发生三叉神经痛的人口比例很高,约为 1/8000,40 岁以上患者占 70%～80%,女性多于男性。

(6)展神经:为运动神经,起于脑桥的展神经核,自脑桥延髓沟中线两侧出颅,在海绵窦内沿颈内动脉的外下方前行,经眶上裂入眶,支配外直肌。

(7)面神经:为混合性神经,含味觉纤维、运动纤维和副交感纤维,经内耳门、内耳道,穿内耳道底入面神经管内,先向外行一短程后,急转向后经鼓室内侧在前庭窗上方到鼓室后壁转向下行,经茎乳孔出颅,穿腮腺达面部。在面神经管内急转向后处形成膨大的膝神经节,节内为假单极神经元(图 19-5)。

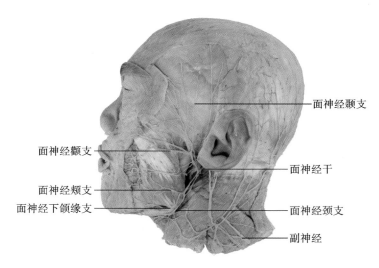

　　　　　　　　　　　　　　　　面神经颞支

面神经颧支

面神经颊支　　　　　　　　　　　面神经干

面神经下颌缘支　　　　　　　　　面神经颈支

　　　　　　　　　　　　　　　　副神经

图 19-5　面神经及其分支(侧面观)

(8)前庭蜗神经:为感觉神经,连于脑桥延髓沟外侧部,位于面神经外侧。前庭蜗神经分前庭部和蜗部,分别传导平衡觉以及听觉,与面神经同行入内耳门分布到内耳。

(9)舌咽神经:为混合性神经,含一般躯体感觉纤维、特殊内脏感觉纤维、一般内脏感觉纤维、一般内脏运动纤维和特殊内脏运动纤维 5 种纤维。舌咽神经连于延髓橄榄后沟上部,与迷走神

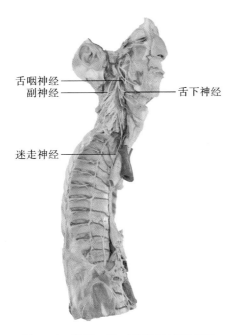

舌咽神经
副神经
舌下神经

迷走神经

图 19-6　第 Ⅸ ～ Ⅻ 对脑神经（侧面观）

经、副神经同穿颈静脉孔前部，出入颅腔。颈静脉孔内神经干上有膨大的上神经节，孔外有稍大的下神经节（图 19-6）。

（10）迷走神经：为混合性神经，是行程最长、分布范围最广的脑神经。迷走神经连于橄榄后沟、舌咽神经下方，与舌咽神经和副神经一起穿颈静脉孔出颅。在颈部迷走神经行于颈内静脉与颈内动脉或颈总动脉之间的后方，下行经胸廓上口进入胸腔。在胸腔中，左、右迷走神经行程略有不同。左迷走神经在左颈总动脉与左锁骨下动脉之间下行，越过主动脉弓前方，经左肺根后方至食管前面下行并分成许多细支，构成左肺丛和食管前丛，于食管下段延续为迷走神经前干。右迷走神经经右锁骨下动、静脉之间下行，沿气管右侧，经右肺根后方达食管后面，分支构成右肺丛和食管后丛，继续下行又集中构成迷走神经后干。迷走神经前、后干与食管一同穿膈肌的食管裂孔进入腹腔，在腹腔中分成许多小支分布于自胃至横结肠的消化管及肝、胰、脾、肾等实质性脏器（图 19-6）。

（11）副神经：为运动性神经。副神经起自疑核（延髓根）和副神经核（脊髓根），连于延髓橄榄后沟下部，经颈静脉孔出颅，绕颈内静脉间行向外下方，进入胸锁乳突肌深面上部，继于胸锁乳突肌后缘上、中 1/3 交接处潜出，越颈外侧区穿入斜方肌，支配两肌。

（12）舌下神经：为运动性神经。起自延髓舌下神经核，在延髓锥体与橄榄体之间出颅，经舌下神经管出颅，绕迷走神经的后方至其外侧，在颈内动、静脉之间下行，至舌骨上方，呈弓形行向前内，沿舌骨舌肌浅面分支进入舌内，支配舌内肌和大部分舌外肌。

 知识拓展

面神经麻痹

　　面神经麻痹俗称面瘫，以患侧表情肌瘫痪为主要症状，常表现为口眼歪斜、额纹消失、不能皱额蹙眉、眼裂不能闭合或者闭合不全等。通常急性起病，面神经麻痹在数小时至数天达高峰，任何年龄均可发病。根据损伤的部位不同，面神经麻痹可分为中枢性面神经麻痹和周围性面神经麻痹。中枢性病变位于面神经核以上至大脑皮层之间的皮质延髓束，通常由脑血管病等引起，还可伴有语言障碍、偏瘫、偏身感觉障碍等症状；周围性面神经麻痹又称面神经炎或贝尔氏综合征，是最常见的面神经疾病，大概占面神经麻痹的 70% 以上，可能因茎乳孔内面神经非特异性炎症导致，多见于 20～40 岁，男性多于女性。

（二）内脏神经

　　按照分布部位的不同，内脏神经系统可分为中枢部和周围部；按照纤维的性质，内脏神经系统又可分为内脏运动神经和内脏感觉神经两种。内脏运动神经又称植物性神经，根据形态、功能和药理学特点，可进一步分为交感神经和副交感神经，分布到心肌、平滑肌和外分泌腺体以及内分泌腺如肾上腺和甲状腺等，支配这些脏器的活动。内脏感觉神经的初级感觉神经元的细胞体位于脑神经节和脊神经节内，脑神经节细胞的周围突通过分布于内脏器官的内感受器，把感受到的刺激传递到各级中枢,也可到达大脑皮质。经中枢整合后,通过内脏运动神经调节相应器官的活动,从而共同维持机体内、外环境的动态平衡和机体正常生命活动。

1. 交感神经

1)低级中枢部位　位于脊髓胸1(颈8)节段至腰3节段灰质侧柱的中间外侧核。由此核发出的节前纤维经脊神经前根走出,再经白交通支到达交感神经节。

2)周围部　包括交感干、椎神经节,以及由节发出的分支和交感神经丛等。

(1)交感干:走行于脊柱两旁,上至颅底,下达尾骨,呈串珠状,由许多交感神经节(椎旁神经节)和节间支构成,全长可分为颈部、胸部、腰部、骶部和尾部。交感干神经节由多极神经元组成,大小不等,部分交感神经节后纤维起自这些细胞,余部则起自椎前神经节。各部的分布概况如下(对照解剖图谱模式图辨认)。

①颈交感干:位于颈血管鞘的后方,颈椎横突的前方。每侧的神经节分别称颈上、中、下神经节。颈上神经节,最大,呈梭形,位于第1~3颈椎横突前方,颈内动脉后方。颈中神经节,最小,位于第6颈椎横突处;颈下神经节,位于第7颈椎横突根部前方,在椎动脉的起始部后方。颈交感干发出的节后纤维分布概括如下:灰交通支连于8对颈神经,与邻近的动脉组成颈内动脉丛、颈外动脉丛、锁骨下动脉丛和椎动脉丛;发出咽支与迷走神经、舌咽神经的咽支共同组成咽丛;3对颈交感干神经节分别发出心上、心中和心下神经,加入心丛。

②胸交感干:位于胸段脊柱的两侧,肋骨小头的前方,有10~12对胸神经节,每个神经节都有白交通支和灰交通支与相应的胸神经节相连。分支如下:经灰交通支连接12对胸神经;上5对胸神经节发出许多分支,加入胸主动脉丛、食管丛、肺丛及心丛等;内脏大神经由第5或6~9胸交感神经节发出的小支联合而成,为节前纤维,沿椎体前面倾斜下降,穿过膈脚入腹腔,终于腹腔神经节;内脏小神经由第10~12胸交感神经节发出,也是节前纤维,下行穿过膈脚入腹腔,终于主动脉肾神经节等;内脏最小神经,常常缺失。自最末胸神经节发出,与交感干伴行,穿过膈入腹腔,加入肾神经丛。

③腰交感干:位于腰段脊柱前外侧与腰大肌内侧缘之间,约有4对腰神经节,发出的分支如下:灰交通支连接5对腰神经,并随腰神经分布;腰内脏神经由穿过腰神经节的节前纤维组成,终于腹主动脉丛和肠系膜下丛内的椎前神经节,交换神经元后节后纤维分布于结肠左曲以下的消化管和盆腔脏器,并有纤维伴随血管分布到下肢(图19-7)。

④盆交感干:位于骶前孔内侧的两条交感干,有2~3对交感神经节和1个尾交感神经节(奇神经节)。节后纤维的分支:灰交通支与骶尾神经相连,并随尾神经分布;一些小支加入盆丛分布于盆腔器官。

(2)椎前神经节:呈不规则的节状团块,位于腹主动脉前面,亦即脊柱前方,包括腹腔神经节、肠系膜上神经节和肠系膜下神经节等,分别位于同名动脉的根部,其中腹腔神经节最大。它们发出的节后纤维组成同名的交感神经丛。

2. 副交感神经

(1)颅部副交感神经节:节前纤维行于脑神经内,已在脑神经中观察学习,现归纳总结如下。

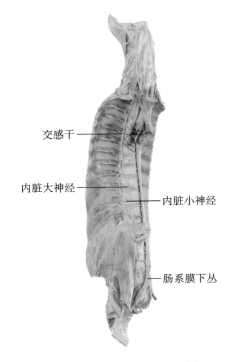

图 19-7　内脏神经(前侧面观)

交感干

内脏大神经

内脏小神经

肠系膜下丛

①随动眼神经走行的副交感神经节前纤维,由中脑动眼神经副核发出,至眶内睫状神经节,在节内更换神经元,节后纤维组成睫状短神经,入眼球支配瞳孔括约肌和睫状肌。

②随面神经走行的副交感神经节前纤维,由脑桥的上泌涎核发出,一部分经岩大神经走行至翼腭神经节,交换神经元,节后纤维分布于泪腺、口腔、鼻腔黏膜的腺体;一部分经鼓索,加入舌神经至下颌下神经节,交换神经元,节后纤维分布于下颌下腺和舌下腺。

③随舌咽神经走行的副交感节前纤维,由延髓的下泌涎核发出,经鼓室神经至鼓室丛,再经岩小神经至耳神经节,交换神经元,节后纤维经耳颞神经分布于腮腺。

④随迷走神经走行的副交感节前纤维,由延髓的迷走神经背核发出,分支分布到胸、腹腔脏器附近或壁内的副交感神经节交换神经元,节后纤维分布于相应的脏器。

(2)骶部副交感神经节:低级中枢为脊髓骶部第2~4节段的骶副交感核,随骶神经出骶前孔,后从骶神经分出组成盆内脏神经,加入盆丛,随盆丛分支分布到盆腔脏器,在脏器附近或脏器壁内的神经节交换神经元,节后纤维分布于结肠左曲以下的消化管和盆腔脏器。

3. 内脏神经丛

交感神经纤维、副交感神经纤维和内脏感觉神经纤维在脏器常交织在一起,共同构成自主神经丛。头颈部的颈内动脉丛、颈外动脉丛等无副交感神经,其余胸、腹、盆部的自主神经丛均有交感和副交感神经。

(1)心丛:由颈交感干颈上、中、下节发出的上、中、下颈心神经和第1~4或第5胸神经节发出的胸心神经及迷走神经的上、下颈心支共同组成,分为心浅丛和心深丛。心浅丛位于主动脉弓下方右肺动脉前方,心深丛位于主动脉弓和气管杈之间。心丛内有心神经节,来自迷走神经的副交感节前纤维在此交换神经元,心丛的分支又组成心房丛和左、右冠状动脉丛,随动脉分布于心肌。

(2)肺丛:位于肺根的前、后方,分别称为肺前丛和肺后丛,肺丛由迷走神经的支气管支和交感干的第2~5胸神经节的分支组成,也有心丛分支加入,其分支随支气管和肺血管的分支入肺。

(3)腹腔丛:位于腹腔干和肠系膜上动脉根部周围。丛内主要含有腹腔神经节、肠系膜上神经节、主动脉肾神经节等。此丛由来自两侧的胸交感干的内脏大、小神经和迷走神经后干的腹腔支以及腰上部交感神经节的分支共同构成。来自内脏大、小神经的交感节前纤维在丛内神经节交换神经元,来自迷走神经的副交感节前纤维则到所分布的器官附近或肠管壁内交换神经元。腹腔丛及丛内神经节发出的分支伴动脉的分支可分为许多副丛、如肝丛、胃丛、脾丛、肾丛以及肠系膜上丛等,各副丛则分别沿同名血管分支到达各脏器。

(4)腹主动脉丛:由腹腔丛下延至腹主动脉两侧和前面,并接受第1~2腰交感神经节的分支,腹主动脉丛分出肠系膜下丛和睾丸丛或卵巢丛,随同名动脉分布到相应的器官。在腹主动脉丛末端,一部分纤维向下行入盆腔,加入腹下丛,另一部分纤维沿髂总动脉和髂外动脉组成与动脉同名的神经丛。

(5)腹下丛:可分为上腹下丛和下腹下丛,上腹下丛位于第5腰椎体前面,腹主动脉末端及两髂总动脉之间,两侧接受两个腰交感神经节发出的腰内脏神经;下腹下丛即盆丛由上腹下丛延续至直肠两侧,并接受骶交感神经干的节后纤维和第2~4骶神经的副交感节前纤维。此丛沿髂内动脉的分支形成直肠丛、精索丛、输尿管丛、膀胱丛、前列腺丛、子宫阴道丛等,分布于盆腔各脏器。

四、结构辨认

图19-8为面部深层解剖侧面观,请根据所学解剖学知识,写出图中序号名称。

五、解剖绘图

请根据所学解剖学知识,绘制脑神经出颅图,图中应包含并标出12对脑神经。

结构辨认
参考答案

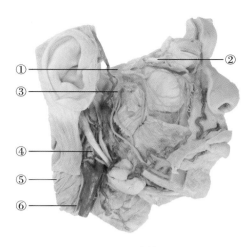

图 19-8　面深层结构(侧面观)

六、临床案例

患者,男,25 岁,夜间头面部靠近车窗,睡着后受凉,1 天后感到右侧颊部无力,右眼闭不紧,口内干燥,进食无味而就诊。检查发现右侧额纹消失,右眼闭合不全,右侧鼻唇沟变浅,口角歪向左侧,右侧舌前 2/3 味觉障碍,无听觉过敏。诊断意见:面神经损伤。试分析患者出现以上症状的原因。

　解剖学分析

1. 请描述面神经的纤维成分、走向及功能。
2. 根据患者症状分析其面神经受损部位。

在线答题

（中山大学　付饶）

临床案例
参考答案

实验二十　神经系统的传导通路

一、实验目标

（一）知识目标

（1）掌握躯干和四肢意识性本体感觉传导通路；躯干和四肢痛温觉、粗触觉和压觉传导通路；头面部痛温觉和触压觉传导通路；视觉传导通路和瞳孔对光反射；皮质脊髓束与皮质核束。

（2）熟悉锥体外系的概念。

（3）了解躯干和四肢非意识性本体感觉传导通路；听觉传导通路和平衡觉传导通路。

（二）能力目标

（1）通过对神经传导通路的学习，结合临床相关知识点，培养学生的抽象思维能力和逻辑推理能力。

（2）通过瞳孔对光反射等试验，深化专业知识学习，培养学生归纳分析能力。

（三）素质目标

（1）通过对各个传导通路组成进行归纳和总结，培养学生的系统观念和整体观念。

（2）通过分析各传导通路不同部位损伤的临床表现，培养学生理论联系实际的能力。

二、实验材料

①神经传导通路教学模型；②教学录像；③医用手电；④虚拟仿真解剖系统。

三、实验内容

（一）感觉传导通路

1. 本体感觉传导通路

（1）躯干和四肢意识性本体感觉和精细触觉传导通路：该传导通路传递来自躯干和四肢的深感觉（如闭眼时我们能够准确地感知四肢位置和是否在运动）及皮肤的精细触觉（如辨别两点距离和物体的纹理粗细）。

肌、肌腱、关节（本体感受器）
皮肤（精细触觉感受器） —周围突→ 脊神经节细胞（第1级神经元胞体） —中枢突→ 短降支 → 后角或前角（完成脊髓牵张反射）
长升支 → 薄束（T5以下）→ 薄束核
楔束（T4以上）→ 楔束核（第2级神经元胞体）

中央后回中、上部
中央旁小叶后部 ← 丘脑中央辐射 ← 背侧丘脑腹后外侧核（第3级神经元胞体） ← 内侧丘系 ← 内侧丘系交叉（纤维交叉至对侧） ← 内弓状纤维

该传导通路的组成特点如下。

①该传导通路由 3 级神经元构成,其神经元胞体依次位于脊神经节、薄束核与楔束核、背侧丘脑腹后外侧核。

②纤维交叉的部位在延髓,由内弓状纤维形成内侧丘系交叉,其特点是一次性完全交叉至对侧。

③薄束传递同侧第 5 胸节以下躯干下部和下肢的意识性本体感觉和精细触觉。

④楔束传递同侧第 4 胸节以上躯干上部和上肢的意识性本体感觉和精细触觉。

⑤内侧丘系与丘脑中央辐射传递对侧躯干和四肢意识性本体感觉和精细触觉。

(2)躯干和四肢非意识性本体感觉传导通路:反射通路的上行部分,参与运动的协调。

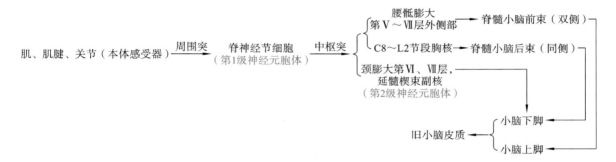

该传导通路的组成特点如下。

①该传导通路由 2 级神经元构成,第 1 级神经元胞体位于脊神经节,第 2 级神经元胞体位于腰骶膨大第 Ⅴ ~ Ⅶ层外侧部、C8 ~ L2 节段胸核、颈膨大第 Ⅵ、Ⅶ层及延髓楔束副核。

②来自腰骶膨大第 Ⅴ ~ Ⅶ层外侧部的纤维构成双侧脊髓小脑前束,来自 C8 ~ L2 节段胸核的纤维构成同侧脊髓小脑后束。

③由腰骶膨大第 Ⅴ ~ Ⅶ层外侧部和 C8 ~ L2 节段胸核构成的第 2 级神经元传导躯干(除颈部外)和下肢的本体感觉。

④由颈膨大第 Ⅵ、Ⅶ层和延髓楔束副核构成的第 2 级神经元传导上肢和颈部的本体感觉。

2.痛温觉、粗触觉和压觉传导通路

(1)躯干和四肢痛温觉、粗触觉和压觉传导通路:该传导通路传递来自躯干和四肢皮肤的痛觉、温度觉、粗触觉和压觉(浅感觉)。

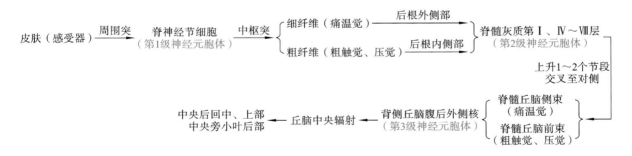

该传导通路的组成特点如下。

①该传导通路由 3 级神经元构成,其神经元胞体依次位于脊神经节、脊髓灰质第 Ⅰ、Ⅳ ~ Ⅷ层、背侧丘脑腹后外侧核。

②纤维交叉的部位在脊髓全节段,由脊髓灰质第 Ⅰ、Ⅳ ~ Ⅷ层神经元的纤维上升 1 ~ 2 个节段经白质前连合交叉至对侧的外侧索和前索上行,组成脊髓丘脑侧束和脊髓丘脑前束(合称脊髓丘脑束)。

③脊髓丘脑前束传递来自对侧躯干和四肢的粗触觉和压觉,脊髓丘脑侧束传递来自对侧躯干

和四肢的痛温觉。

（2）头面部痛温觉和触压觉传导通路：该传导通路传递来自头面部皮肤的痛觉、温度觉、粗触觉和压觉（浅感觉）。

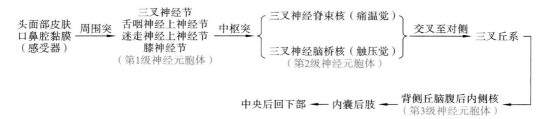

该传导通路的组成特点如下。

①该传导通路由3级神经元构成，其神经元胞体依次位于三叉神经节、三叉神经脊束核或三叉神经脑桥核、背侧丘脑腹后内侧核。

②痛温觉信息由三叉神经脊束核中继，触压觉信息由三叉神经脑桥核中继。

③纤维交叉的部位在脑干，交叉后的纤维上行构成三叉丘系（或称三叉丘脑束）。

3.视觉传导通路和瞳孔对光反射

（1）视觉传导通路：该传导通路将来自眼球视网膜的信息传递至视区皮质，产生视觉。

```
视锥细胞
视杆细胞   ——→   双极细胞          ——→   视神经节细胞        ——→   视神经   ————————————————→      视束
（光感受器）      （第1级神经元胞体）       （第2级神经元胞体）              鼻侧半纤维交叉至对侧
                                                                                                          ↓
                 距状沟上下的视皮质   ←——   视辐射   ←——   外侧膝状体
                                                        （第3级神经元胞体）
```

该传导通路的组成特点如下。

①该传导通路由3级神经元构成，其神经元胞体依次位于视网膜双极细胞、视网膜视神经节细胞、外侧膝状体。

②纤维交叉的部位在视交叉，其特点是仅有鼻侧半的纤维交叉至对侧，颞侧半的纤维不交叉。

③一侧视束传递来自双眼同侧视网膜的纤维。

参看教学录像，理解视觉传导通路的不同部位受损时视野缺损的临床表现。

（2）瞳孔对光反射：该反射调节进入眼内的光量，使视网膜不至于因光线过强而受到损害，也不会因光线过弱而影响视觉。此外，该反射的中枢位于中脑，在临床上通过检查该反射是否完好可以判断麻醉深度和病情的危重程度。

```
视网膜  ——→  视神经  ——→  视交叉  ——→  两侧视束  ——→  上丘臂  ——→  顶盖前区
                                                                              ↓
瞳孔括约肌  ←——  节后纤维  ←——  睫状神经节  ←——  动眼神经  ←——  两侧动眼神经副核
```

该传导通路的组成特点如下。

①来自一侧的视觉信息会向两侧视束和动眼神经副核传递，这是直接瞳孔对光反射和间接瞳孔对光反射的结构基础。

②该反射传导通路在功能上不受意识支配。

③该反射传导通路的传出部分属于副交感神经。

瞳孔对光反射试验：以两名同学为一个小组，进行瞳孔对光反射试验。通过医用手电照射受试者一侧瞳孔，观察该瞳孔的变化，瞳孔变小称为直接瞳孔对光反射。一只手掌放在受试者两眼之间以避免光线同时照到双眼，此时再照射一侧瞳孔，观察另一侧瞳孔的变化，瞳孔变小称为间接瞳孔对光反射。

4. 听觉传导通路　该传导通路是将来自内耳螺旋器科蒂器的信息传递至大脑皮质听觉区（颞横回），产生听觉。

听觉传导通路

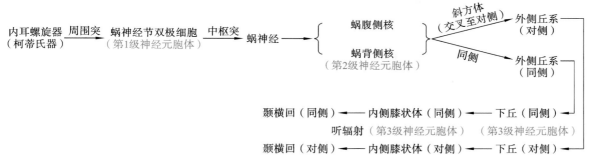

该传导通路的组成特点如下。

①该传导通路由 4 级神经元构成，其神经元胞体依次位于蜗神经节双极细胞、蜗腹/背侧核、下丘、内侧膝状体。

②由蜗腹侧核与蜗背侧核发出的纤维同时参与两侧外侧丘系的组成。

③由于该传导通路在外侧丘系以上是双侧传递，因此在外侧丘系以上的损伤不会产生明显的症状。

（二）运动传导通路

1. 锥体系

（1）皮质脊髓束：该传导通路自运动皮层经 2 级神经元下行至脊髓前角运动神经元，主要支配躯干肌和四肢肌。

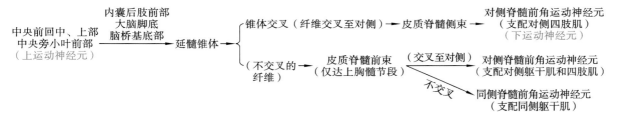

该传导通路的组成特点如下。

①该传导通路由 2 级神经元构成，第 1 级神经元（上运动神经元）胞体位于中央前回中、上部和中央旁小叶前部，第 2 级神经元（下运动神经元）胞体位于对侧脊髓前角运动神经元。

　知识拓展

神经束路示踪技术

　　神经束路示踪技术，是一种利用轴浆运输现象追踪神经元之间联系的方法，主要有辣根过氧化物酶示踪技术、荧光素示踪技术、同位素示踪技术、顺行示踪技术和病毒逆行示踪技术等。该技术可作为观察轴突再生、判断神经元解剖结构是否完整和功能关系是否建立的重要依据。值得一提的是，嗜神经病毒是一类能够感染神经细胞并可沿神经传导通路增殖传播的病毒（如单纯疱疹病毒、伪狂犬病毒、狂犬病毒等），通过对它们进行合理的基因改造从而应用于神经传导通路示踪，已成为神经科学领域广泛应用的新技术手段。

②组成皮质脊髓侧束的纤维交叉部位在延髓锥体交叉,该束主要支配对侧四肢肌。

③组成皮质脊髓前束的纤维还可分为交叉纤维与不交叉纤维。其中交叉纤维支配对侧躯干肌和四肢肌,不交叉纤维支配同侧躯干肌。

④躯干肌受双侧皮质脊髓束支配,四肢肌受对侧皮质脊髓束支配。

(2)皮质核束:又称皮质脑干束,该传导通路自运动皮层经2级神经元下行至脑神经运动核,主要支配颈部以上骨骼肌。

中央前回下部(上运动神经元) → 内囊膝部大脑脚底 ⟨ 双侧动眼神经核、滑车神经核、展神经核、三叉神经运动核、面神经核支配上部面肌细胞群、疑核和副神经脊髓核(下运动神经元) → 支配眼外肌、咀嚼肌、睑裂以上面表情肌、咽喉肌、胸锁乳突肌和斜方肌

对侧面神经核支配下部面肌细胞群、舌下神经核 → 支配对侧睑裂以下面表情肌和舌肌

该传导通路的组成特点如下。

①该传导通路由2级神经元构成,第1级神经元(上运动神经元)胞体位于中央前回下部,第2级神经元(下运动神经元)胞体位于脑神经运动核。

②除面神经核支配下部面肌细胞群和舌下神经核只接受来自对侧纤维支配以外,其余各脑神经运动核均接受双侧纤维支配。

2. 锥体外系　锥体外系(extrapyramidal system)是由锥体系以外、与躯体运动有关的所有结构和下行束组成的传导通路,其活动从属于锥体系,并与之相互协调、相互依赖,完成人体各种复杂的运动。

四、结构辨认

图20-1为躯干和四肢意识性本体感觉和精细触觉传导通路,请根据所学解剖学知识,写出图中序号的名称。

五、解剖绘图

请根据所学解剖学知识,绘制视觉传导通路,图中应包含该通路中各级神经元胞体所在的位置和名称、纤维交叉部位和特点。

六、临床案例

患者,男,32岁。3小时前因不慎从工地脚手架跌落,背部撞击到了地面的砖块,遂觉左侧下肢不能运动,急诊入院。查体发现左侧下肢瘫痪、意识性本体感觉丧失,右侧下肢痛温觉丧失。背部第8胸椎水平棘突周围皮肤显著受损。

解剖学分析

1.患者可能的诊断是什么?

2.试述导致各查体发现所对应的传导通路损伤。

3.试述双侧下肢浅感觉和深感觉分离损伤的原理。

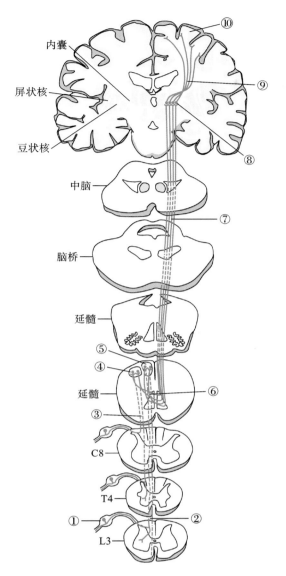

图 20-1　躯干和四肢意识性本体感觉和精细触觉传导通路

在线答题

（兰州大学　邵玉峰）

实验二十一　脑和脊髓的被膜、血管及脑脊液和脑屏障

一、实验目标

（一）知识目标

（1）掌握脑脊髓被膜的层次及名称；硬膜外隙和蛛网膜下隙的位置、内容及意义；硬脑膜窦的名称、位置、交通及海绵窦的穿行结构；颈内动脉、基底动脉、脊髓动脉的主要分支及分布范围；大脑动脉环的组成、位置及临床意义；脑脊液的产生和循环途径。

（2）熟悉齿状韧带；硬脑膜隔的名称、位置及作用；颈内动脉的分部。

（3）了解硬膜下隙；脊髓的血管和脑的屏障。

（二）能力目标

（1）通过学习和观察脑与脊髓被膜的标本，培养学生的敏锐观察力和形象思维能力。

（2）通过结合临床上脑脊液鼻漏、脑出血、脑血栓等相关疾病的知识点，培养学生基础与临床相结合的能力。

（三）素质目标

（1）通过学习脑血管知识并联系临床，培养学生关爱患者、关爱生命的职业情怀。

（2）通过学习脑血管侧支循环及病变方面的知识，认识脑血管的代偿与适应，加深学生对辩证、矛盾关系的哲学认识。

二、实验材料

①带被膜的脊髓标本；②硬脑膜标本（示硬脑膜窦）；③脑底的动脉标本与模型；④虚拟仿真解剖系统。

三、实验内容

（一）脑和脊髓的被膜

脑和脊髓的表面均有三层被膜包裹，由外向内依次是硬膜、蛛网膜和软膜。它们对脑和脊髓起着重要的支持、保护和营养作用。

1. 脊髓的被膜　取带被膜的脊髓标本，识别脊髓的三层被膜，并重点识别硬膜外隙和蛛网膜下隙。

（1）硬脊膜：呈套管状包裹脊髓，上端附于枕骨大孔边缘，向下在第2骶椎平面管腔缩窄，包裹终丝，末端附于尾骨的背面。硬脊膜与椎管内面的骨膜及黄韧带之间的腔隙为硬膜外隙，内有脊神经根、静脉丛、淋巴管和脂肪组织，呈负压，由于硬脊膜在枕骨大孔边缘与骨膜紧密愈着，故硬膜外隙与颅内不相通，是临床上麻醉的部位。

（2）脊髓蛛网膜：跨越脊髓表面的沟裂，有光泽，半透明，缺乏血管和神经，与脑蛛网膜相续，与

硬脊膜间存有潜在的硬膜下隙,与软脊膜间形成甚宽的蛛网膜下隙。蛛网膜下隙向上与脑的蛛网膜下隙相通,向下从脊髓末端至骶第 2 平面形成间隙较大的终池,终池内有马尾和终丝;临床上常在腰 3、4 或腰 4、5 之间穿刺,抽取脑脊液或注入药物。

(3)软脊膜:紧贴于脊髓的表面,很薄,富含血管和神经且深入沟裂中,软脊膜在脊髓两侧的脊神经前、后根之间,呈锯齿状,形成 19～21 对齿状韧带附于硬脊膜,有固定脊髓的作用。

知识拓展

椎管内麻醉

椎管内麻醉是指将麻醉药物注入椎管的蛛网膜下隙或硬膜外隙,使脊神经根受到阻滞,表现出该神经根支配的相应区域产生麻醉效应。椎管内麻醉主要有蛛网膜下隙麻醉(又称脊麻或腰麻)、硬膜外麻醉、腰硬联合麻醉以及骶管麻醉等多种方法。在高龄、肥胖、脊柱畸形等患者中常会出现操作困难的现象,可借助超声引导,成功率显著提高。事实上,椎管内麻醉并非是某一种麻醉方法的名称,而是一类麻醉方法的统称。从解剖学角度看,椎管内含有蛛网膜下隙和硬膜外隙,因此便将蛛网膜下隙麻醉和硬膜外麻醉归类于椎管内麻醉。

脊髓被膜

2. 脑的被膜　在脑被膜标本上,识别脑的三层被膜,确认硬脑膜隔和硬脑膜窦的位置和作用,并能叙述硬脑膜窦内的血流方向以及与颅内外静脉间的交通。

(1)硬脑膜:在枕骨大孔处与硬脊膜相续。分两层,外层为颅骨内面的骨膜,内层在某些部位折叠形成隔,伸入各脑部间,如大脑镰和小脑幕等;在某些部位硬脑膜的两层相互分离,内衬内皮细胞形成硬脑膜窦,窦壁不含平滑肌,故损伤后不易止血。如上、下矢状窦等。

(2)脑的蛛网膜:蛛网膜可形成绒毛和颗粒,突入硬脑膜窦内,脑脊液借此渗入硬脑膜窦,再回流至静脉。

(3)软脑膜:紧贴脑表面,深入沟裂,软脑膜及其上的血管与室管膜上皮共同构成脉络组织,在某些部位,脉络组织中的血管反复分支,与软脑膜和室管膜上皮一起伸入脑室形成脉络丛,脉络丛产生脑脊液。

硬脑膜及
硬脑膜窦

(二)脑和脊髓的血管

1. 脑的血管

1)脑的动脉　脑的血液供应非常丰富,耗氧量占全身的 20%。其来源于颈内动脉和椎基底动脉。以顶枕沟为界,大脑半球的前 2/3 和间脑的前部由颈内动脉供应;大脑半球的后 1/3 及间脑的后部、脑干和小脑由椎基底动脉供应。

两大动脉的分支都分为皮质支和中央支,皮质支营养皮质及其下的浅层髓质。中央支供应深层的髓质、基底核、内囊和间脑。

(1)颈内动脉:取头颈部的动脉标本,识别颈内动脉,观察颈内动脉的起始、走向和分部。

颈内动脉起自颈总动脉,分为颈部、岩部、海绵窦部和大脑部,其中海绵窦部和大脑部呈"U"形或 V 形弯曲,临床上称虹吸部,是动脉硬化的好发部位。此动脉在脑区的主要分支为大脑前动脉、大脑中动脉,以及后交通动脉和脉络丛前动脉等。

取脑底动脉的标本,识别大脑前动脉,大脑中动脉,前、后交通动脉,椎动脉,基底动脉,大脑后动脉,脊髓前、后动脉,脑桥动脉,小脑下前动脉,小脑下后动脉,小脑上动脉等。重点识别大脑动脉环,理解大脑动脉环,即 Willis 环的位置、组成和临床意义。

①大脑前动脉:向前内进入大脑纵裂,沿胼胝体上方后行,分布于大脑半球内侧面顶枕沟以前

的部分及上外侧面的上部,两侧大脑前动脉的起始处由前交通动脉相连。

②大脑中动脉:颈内动脉主干的直接延续。沿外侧沟后行,供应大脑半球上外侧面的大部分和岛叶以及尾状核、豆状核、内囊膝及内囊后肢和丘脑。主干及分支一旦破裂或阻塞,是内囊缺血或出血的主要原因,常导致严重的症状。

③后交通动脉:较小,与大脑后动脉起始部吻合。

（2）椎动脉:左、右椎动脉起自锁骨下动脉,分别向上穿上第1～6颈椎横突孔,经枕骨大孔入颅,至脑桥腹侧下缘,合成一条基底动脉。基底动脉至脑桥上缘处,分为左、右大脑后动脉。椎动脉和基底动脉沿途发出许多分支至脊髓、延髓、脑桥、小脑和内耳。大脑后动脉是基底动脉的终支,绕大脑脚向后至颞叶内侧面,终支沿顶枕沟向后上伸延,分布于颞叶底面及内侧面和枕叶全部。

（3）大脑动脉环:又称 Willis 环,位于脑底,围绕视交叉、灰结节和乳头体,由前交通动脉、大脑前动脉、颈内动脉、后交通动脉和大脑后动脉相互吻合而成,对维持脑的正常血供及调节局部血流量具有重要意义。

2）脑的静脉 脑皮质及皮质下髓质的静脉血直接注入邻近的硬脑膜窦。深部静脉血汇成一条大脑大静脉注入直窦。

2. 脊髓的血管 脊髓动脉来源于椎动脉系和节段动脉。椎动脉发出脊髓前动脉和脊髓后动脉,节段性动脉（如肋间后动脉、腰动脉等）发出脊髓支入椎管与脊髓前、后动脉吻合,并在软膜表面形成动脉网,共同营养脊髓。脊髓动脉供应来源不同,易导致吻合不良或供血不足,造成缺血损伤,以第4胸节和第1腰节腹侧为脊髓的危险区。

脊髓静脉分布与动脉相似。在脊髓表面形成静脉丛和静脉干,汇成脊髓前、后静脉注入椎内静脉丛入节段静脉。向上与颅内静脉相通,向下与胸、腹、盆腔相交通,是临床上感染或肿瘤向颅内或其他部位转移或蔓延的途径。

（三）脑脊液

取脑和脊髓被膜标本,深度理解蛛网膜下隙的位置及交通,并能看图描述脑脊液的产生及其循环。

脑脊液由各脑室的脉络丛产生,为无色透明液体。如循环受阻,可导致脑积水和颅内压升高,严重者形成脑疝,危及生命。

其循环如下:

$$ 侧脑室 \xrightarrow{室间孔} 第三脑室 \xrightarrow{中脑导水管} 第四脑室 \xrightarrow{第四脑室正中孔和第四脑室外侧孔} 蛛网膜下隙 $$
$$ \xrightarrow{蛛网膜粒} 硬脑膜窦 \longrightarrow 静脉 $$

（四）脑屏障

认真观察脑屏障模式图,了解血脑屏障的构成和意义。

脑屏障是血液与脑、脊髓组织之间的一种屏障,有三种:血-脑屏障、血-脑脊液屏障和脑脊液-脑屏障,其对物质的通过具有选择性,可以阻止染料、蛋白质、一些药物及有害物质等通过;可以允许水、葡萄糖、无机离子和氨基酸等物质通过,对确保中枢神经系统内环境的相对稳定和平衡起着重要的作用。

四、结构辨认

图 21-1 为大脑动脉环,请根据所学解剖学知识,写出图中序号的名称。

五、解剖绘图

请根据所学解剖学知识,绘制脑脊液的循环图,图中应包含并标出侧脑室、第三脑室、第四脑

脑底的动脉

大脑半球
的动脉

结构辨认
参考答案

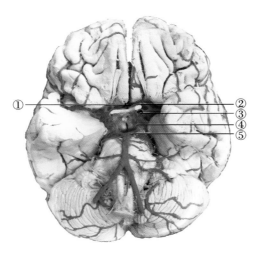

①——
②——
③——
④——
⑤——

图 21-1　大脑动脉环

室、中脑导水管、蛛网膜下隙和蛛网膜粒。

六、临床案例

患者，男，55 岁，因夜间突然惊醒，不能说话入院。检查：CT 无异常，MRA 结果提示左脑大脑中动脉重度狭窄。

→ 解剖学分析

1. 试述大脑中动脉的来源、走向和分布范围。
2. 分析患者有可能还会出现哪些临床症状。

在线答题

（山西医科大学　孔丽）

临床案例
参考答案

·内分泌系统·

实验二十二　内分泌系统

一、实验目标

（一）知识目标
（1）掌握垂体、甲状腺、甲状旁腺、肾上腺、松果体的形态和位置。
（2）了解内分泌腺的结构特点、分类和各个内分泌腺的功能。

（二）能力目标
（1）通过认识各腺体的解剖学位置，深化学生的形象思维能力。
（2）通过联系内分泌系统疾病的临床知识点，提高学生的临床思维能力。

（三）素质目标
（1）通过联系糖尿病、甲状腺功能亢进等常见临床病例，强化学生服务临床的责任意识和关爱患者的医德仁心。
（2）通过我国首次人工合成了结晶牛胰岛素的知识拓展，培养学生严谨的科学精神和科研创新意识。

二、实验材料

①在体和游离的甲状腺标本与模型；②在体肾上腺标本；③头部正中矢状面标本（示垂体、松果体）；④儿童胸腺在体标本；⑤虚拟仿真解剖系统。

三、实验内容

（一）垂体

垂体位于颅中窝的垂体窝内，借垂体柄与下丘脑相连。通过垂体分离标本和模型观察垂体形态特点，垂体呈横椭圆形小体，如花生米大小，可分为前叶和后叶。

垂体的前叶分泌的激素有生长激素、催乳素、促卵泡激素、促黄体激素、促甲状腺激素、促甲状旁腺激素和促肾上腺皮质激素等。后叶储存和释放抗利尿素（加压素）和催产素。幼年时期生长激素分泌不足可导致生长激素缺乏性侏儒症，若在骨骼发育成熟前分泌过多可引起巨人症，骨骼发育成熟后分泌过多可引起肢端肥大症。

（二）甲状腺

通过颈前暴露甲状腺的在体标本观察甲状腺位置。甲状腺位于颈前喉和气管的前面和两侧，上端可达甲状软骨中部，下端抵达第 6 气管环。被以结缔组织囊，并紧密连附于喉及气管，故能随吞咽动作而上下移动。

通过离体甲状腺标本观察甲状腺形态特点，甲状腺呈"H"形，棕红色，重约 25 克，由两个侧叶和中间一个峡部组成。侧叶略呈锥形，贴在喉和气管侧面。峡部连接两侧叶，位于第 2～4 气管环之间。大部分人(约 2/3)有由峡部向上伸出的一锥状叶,长短不一。

甲状腺可分泌甲状腺激素,主要作用是提高神经兴奋性,促进机体的新陈代谢,维持机体(尤其是骨骼和神经系统)的正常生长发育。小儿甲状腺功能低下,可导致智力和体格发育迟缓,称呆小病。

(三)甲状旁腺

于甲状腺侧叶的后缘观察甲状旁腺,甲状旁腺常附在甲状腺的被囊上,也可藏在甲状腺内。一般为两对扁卵圆形小体,如绿豆大小,棕黄色,表面光滑(图 22-1)。

甲状旁腺可分泌甲状旁腺素,调节钙的代谢,维持正常血钙水平。甲状旁腺功能紊乱最典型的临床表现是低钙血症。

甲状腺和
甲状旁腺

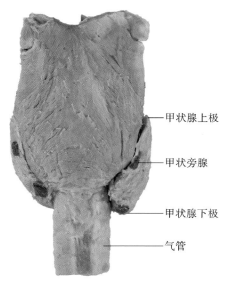

图 22-1　甲状旁腺

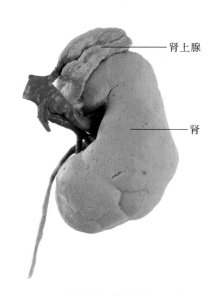

图 22-2　肾上腺

(四)肾上腺

肾上腺位于腹膜之后,左右各一,如鸡冠状位于肾的上端(图 22-2)。与肾一起被肾脂肪囊和肾筋膜所包被。左肾上腺内缘常与腹主动脉接触,右肾上腺内缘与下腔静脉接触。

通过在体肾上腺标本观察,左肾上腺呈半月形,较长;右肾上腺为三角形,较短。在矢状面上可见分为皮质和髓质两部。

肾上腺

肾上腺皮质分泌多种类固醇激素,按其功能作用分类如下:①盐皮质激素,主要作用是促进肾远曲小管和集合管保钠排钾,调节体内水盐代谢。②糖皮质激素,主要作用是促进糖和蛋白质的代谢,也有调节水盐代谢的作用。③性激素,以分泌雄性激素为主,也分泌雌性激素。肾上腺素髓质分泌肾上腺素和去甲肾上腺素,有促血压升高、血流加快和血糖升高的作用。

(五)松果体

松果体位于间脑的上后方、胼胝体压部与中脑上丘之间,以较细的基底向前借由白质构成的柄连于上丘脑。通过脑干模型和瓶装标本观察,松果体为小的圆锥形松子样的小体,活体呈淡灰红色。

松果体可分泌褪黑素,与人体昼夜节律调控有关。

(六)胸腺

胸腺位于胸骨柄的后方,上纵隔的前部,贴近心包上方和大血管前面,向上到达胸廓上口,向下至前纵隔。新生儿和幼儿的胸腺较大,性成熟后胸腺发育至最高峰,随后逐渐萎缩,多被结缔组织替代。胸腺由左、右叶构成,呈不对称的扁条状,两叶之间借结缔组织相连(图 22-3)。

胸腺

胸腺也是淋巴器官,可分泌胸腺素和胸腺生成素,参与机体的免疫反应。

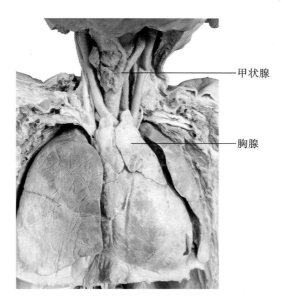

甲状腺

胸腺

图 22-3　儿童胸腺

（七）生殖腺

1. 睾丸　位于阴囊内，左右各有一个，一般左侧略低于右侧。睾丸呈微扁的卵圆形，表面光滑，分前、后缘，上、下端和内、外侧面。睾丸可产生精子和雄激素，雄激素能激发男性第二性征的出现，并能维持正常的性功能，同时可促使精子发育及促进机体的合成代谢活动。

2. 卵巢　位于盆腔卵巢窝内，位置相当于髂内、外动脉夹角处的骨盆外侧壁。卵巢呈扁卵圆形，活体上略呈灰红色，分内、外侧面，前、后缘和上、下端。卵巢可产生雌激素和孕激素。雌激素可刺激子宫、阴道和乳腺的生长发育，出现并维持女性第二性征。孕激素的主要作用是促进子宫内膜在雌激素的作用基础上继续生长发育。

（八）胰岛

胰岛散在于胰实质内，以胰尾居多，成人胰腺约有 100 万个胰岛，约占胰腺体积的 1.5%。分为胰岛 α 细胞、胰岛 β 细胞。胰岛 α 细胞分泌胰高血糖素，胰岛 β 细胞分泌胰岛素，胰高血糖素和胰岛素的协同作用能调节血糖浓度，维持血糖稳态。胰岛素分泌缺陷或其生物作用受损，或两者兼有可导致糖尿病。

　知识拓展

世界首例人工合成牛胰岛素

1958 年，胰岛素化学结构的解析工作者获得诺贝尔化学奖。*Nature* 发表评论文章：合成胰岛素将是遥远的事情。而在同时，中国科学院上海生物化学研究所提出人工合成胰岛素。几年后，由中国科学院上海生物化学研究所、有机化学研究所及北京大学精干技术力量组成的中国团队成功将"遥远"锁定为 7 年。1965 年 9 月 17 日，我国科学家成功合成了结晶牛胰岛素，这是世界上第一次人工合成蛋白质。*Science* 杂志后来还登载了题为《红色中国的胰岛素全人工合成》的数页长评。经过一系列的检测证明，中国团队在世界上第一次人工全合成了与天然牛胰岛素分子化学结构相同并具有完整生物活性的蛋白质，且生物活性达到天然牛胰岛素的 80%。这标志着人类在揭示生命本质的征途上实现了里程碑式的飞跃，被誉为我国"前沿研究的典范"。

四、结构辨认

图 22-4 为甲状腺的前面观图,请根据所学解剖学知识,写出图中序号的名称。

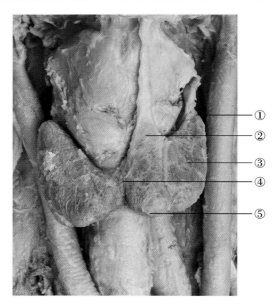

图 22-4　甲状腺(前面观)

五、解剖绘图

请根据所学解剖学知识,绘制垂体矢状面图,图中应包含并标出垂体的分部和相连的结构。

六、临床案例

患者,女,25 岁,因怕热、多汗、易饥、消瘦、心悸 1 年。查体:甲状腺弥漫性肿大,突眼,双手震颤。实验室检查:T3 增高、T4 增高、TSH 下降。临床诊断:甲状腺功能亢进。

解剖学分析

1.简述甲状腺的位置和形态。
2.试述甲状腺的主要功能,并简述小儿甲状腺功能低下的临床表现。
3.试述临床上进行甲状腺切除手术时需要注意防止哪个内分泌器官被切除。

在线答题

(广西医科大学　郭忠信)

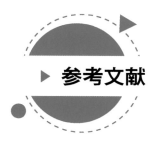

参考文献

[1] 丁文龙,刘学政. 系统解剖学[M]. 9 版. 北京:人民卫生出版社,2018.

[2] 夏长丽,马坚妹,郑金华,等. 人体解剖学[M]. 11 版. 吉林:吉林科学技术出版社,2019.

[3] 张朝佑. 人体解剖学[M]. 3 版. 北京:人民卫生出版社,2009.

[4] 郭国庆. 系统解剖学实验指导[M]. 北京:北京大学医学出版社,2018.

[5] 张卫光,张雅芳,武艳. 系统解剖学[M]. 4 版. 北京:北京大学医学出版社,2018.

[6] 柏树令,应大君. 系统解剖学[M]. 8 版. 北京:人民卫生出版社,2013.

[7] 丁炯. 人体解剖学理论与实验学习指导[M]. 2 版. 南京:科学出版社,2010.

[8] 顾晓松. 人体解剖学[M]. 4 版. 北京:科学出版社,2014.

[9] 张绍祥. 局部解剖学[M]. 3 版. 北京:人民卫生出版社,2015.

[10] 崔慧先,黄文华. 系统解剖学[M]. 北京:人民卫生出版社,2020.

[11] 邢德刚,付元山. 人体解剖生理学(案例版)[M]. 北京:科学出版社,2016.

[12] 廖华. 系统解剖学[M]. 4 版. 北京:高等教育出版社,2018.

[13] 欧阳钧. 局部解剖学[M]. 3 版. 北京:高等教育出版社,2018.

[14] 丁文龙,王海杰. 系统解剖学[M]. 3 版. 北京:人民卫生出版社,2015.

[15] 李云庆. 神经解剖学[M]. 北京:第四军医大学出版社,2006.